건강하고 활기찬 골프 인생을 위하여

........................................................... 님께

........................................................... 드림

*Eighteen Holes,*
   *Many Years Younger*

젊어지는 골프

# 젊어지는 골프

초판 1쇄 발행  2009년  3월  2일
개정판 1쇄 발행  2021년  9월  7일
개정판 2쇄 발행  2021년  10월  5일

지은이  서경묵
펴낸이  김옥희
펴낸곳  아주좋은날
편  집  이지수
마케팅  양창우, 김혜경

출판등록  2004년  8월  5일  제16-3393호
주소  서울시 강남구 테헤란로 201, 501호
전화  (02) 557-2031
팩스  (02) 557-2032
홈페이지  www.appletreetales.com
블로그  http://blog.naver.com/appletales
페이스북  https://www.facebook.com/appletales
트위터  https://twitter.com/appletales1
인스타그램  @appletreetales
            @애플트리태일즈

ISBN 979-11-87743-44-6  (03510)

아주좋은날 은 애플트리태일즈의 실용·아동 전문 브랜드입니다.

# 젊어지는 골프

서경묵 지음

아주 좋은 날

# 골프는 체력싸움이다
# 골프에 적합한 몸을 길러라

군의관 시절, 전투 체력일로 정해져 있는 수요일에는 동료 군의관들과 천 원을 걸고 군 골프장에서 내기 시합을 하던 일이 기억난다. 그때는 골프란 운동에 대해 잘 몰라서 무조건 휘두르거나 힘으로 공을 때렸다. 요사이 골프로 인한 통증으로 진료실을 찾은 골퍼들을 보며 아침저녁으로 볼을 때리던 30년 전 군의관 시절이 생각난다.

이 책을 집필하게 된 목적은 골프 통증을 안고 찾아오는 수많은 환자들을 치료하면서 골퍼 대부분이 '골프 노화'를 초래하는, 위험한 골프를 하고 있다는 것을 알리기 위함이다. 몸과 마음의 건강과 젊음을 유지하기 위해 시작한 골프가 오히려 노화를 재촉한다면 이 얼마나 억울한 일인가? 그렇다고 "비거리 욕심을 버려라. 프로의 스윙을 따라 하지 마라"와 같은 충고를 골프 재미에 빠진 골퍼들에게 하고 싶지는 않다.

필자 역시 구력 30년의 물 싱글로 자타가 공인하는 못 말리는 골프광이다. 여기서 내가 말하고 싶은 것은 모든 골퍼의 꿈인 비거리 늘리기를 이루고자 한다면 비거리를 늘릴 수 있는 바른 자세와 체력부터 갖추라는 얘기다. 뻑뻑한 몸으로 어떻게 나이스 샷을 기대하겠는가? 많은 골퍼들은 스윙의 힘이 단지 엉덩이나 허리 근육으로부터만 나온다고 생각한다. 골프는 단지 엉덩이나 허리 근육만을 이용하는 것이 아니라 몸 전체의 근육을 이용하는 운동이다. 다시 말해 몸의 근력과 유연성이 당신의 스윙을 좌우한다는 사실이다. 스킬이나 테크닉은 그 다음이다.

한때는 트레이닝을 하면 불필요한 근육을 키우게 되어 골프에 방해가 된다고 잘못 알고 있었지만, 최근에는 기술이 아니라 골프에 맞는 몸이 만들어져야 더 좋은 기록이 나온다는 게 정설이다. 실제로 현재 교통사고로 재활 치료중인 골프 황제 타이거 우즈는 최정상 시절 근육량만 14kg을 키웠으며, 하루 천 번의 팔 굽혀 펴기를 한 소렌스탐은 근육질 몸매로 탈바꿈한 뒤 비거리를 40야드 이상 늘렸다. 또한 52세의 필 미컬슨은 식단 조절과 꾸준한 근력 운동 덕분에 젊은 일류 프로 선수들과 맞먹는 드라이버 거리와 체력으로 미국 메이저 경기에서 우승했다.

이와 같이 최정상의 프로 골퍼들은 정상급 스윙을 유지하기 위해 체력 훈련에 더 많은 시간을 할애하고 있다. 이것은 분명한 사실이고, 과거와는 다른 현상이다.

우리는 흔히 골프를 쉽고 재밌게 건강을 얻는 스포츠라고 착각한다. 골프 자체가 100% 건강에 좋은 것은 아니다. 오히려 골프만 하면 몸을 망친다. 신체적으로 골퍼는 백스윙 동안에는 힘을 저장하고 포워드 스윙일 때는 힘을 사용한다. 2초 내외의 스윙 동작은 운동하지 않는 골퍼에게는 클럽 헤드를 빨리 움직이는 것만으로도 부상의 원인이 될 수 있다.

골프는 철저한 원 사이드 운동이다. 실제로 국내 골퍼 수를 600만 명 정도로 보고 마니아 층이 60만 명이라고 하면, 이 중 크고 작은 부상에 시달리는 골퍼가 30~40만 명 정도 될 것으로 추측된다. 그야말로 엄청난 숫자다.

필자가 골프의학에 관심을 갖기 시작한 것은 1998년 방문 교수로 알버트 아인슈타인 의과대학의 한 자매 병원에서 골프 통증 때문에 병원을 찾은 뉴요커 환자를 치료하면서부터다. 당시, 국내에서는 의학과 골프를 접목하여 골프 부상을 전문적으로 다루는 의사가 많지 않았다. 수많은 사람들이 골프로 인한 만성 통증과 근육, 뼈 부상을 입은 경우가 많았는데, 이를 예방할 수 있는 전문적인 책이 국내에는 없었다.

이 책에서는 그동안 의료 현장에서 진료한 3,000여 명의 골프 부상 환자들을 진료하며 만난 가장 흔한 부상에 대해 설명했다. 이책을 읽으며, 자신의 골프 습관을 체크하고 '골프 노화'와 골프 부상을 예방하기를 바란다. 일상생활에서, 사무실에서 간단하게 할 수 있는 실천법과 운동도 소개했다. 많은 골퍼들이 이 책을 읽고 새로운 마음으로 젊어지는 골프 인생을 계획했으면 한다. 지금까지 해 왔던 잘못된 습관에서 벗어나 몸을 다치지 않고 젊어지는 골프로 신체 나이도 낮추고 근사한 골퍼의 몸으로 거듭나자. 골프는 체력을 만들어 즐길 때 오랫동안 육체적으로, 심리적으로 건강해질 수 있는 운동이다. 건강을 유지하기 위해 골프를 하려는 사람들에게 배에 왕(王) 자 새긴 몸짱 몸은 필요 없다. 골프를 잘 칠 수 있는 '골프 몸'을 만들면 10년은 거뜬히 젊어질 수 있다.

산부인과 의사였고 골프를 좋아하셨던 아버지 고(故) 서병준 박사와 약사이신 어머니 이문순 여사에게 감사와 경의를 표하며, 38년간 묵묵히 나를 지켜보며 내조해 준 사랑하는 아내 혜숙, 결혼을 앞둔 자랑스러운 아들 철우, 출가해 시드니에서 행복하게 살고 있는 딸 수원, 사위 어웬Erwan에게 이 책을 바친다.

끝으로 50대 초반에 1쇄를 찍고, 12년 만에 개정판을 낼 수 있도록 자극해 주시고 응원해 주신 동화약품 인동 윤도준 회장님께 감사를 드린다.

2021년 8월
흑석동 중앙대학교병원 연구실에서
여천 서경묵 M.D, Ph.D

차례

프롤로그  골프는 체력 싸움이다 골프에 적합한 몸을 길러라  6

chapter 1 | 운동하는 골퍼, 운동하지 않는 골퍼

1장__ 왜 '골프 몸 만들기'인가?

몸짱 골퍼들이 늘고 있다 17 | 골퍼의 신체 단련 왜 필요한가 20 | 골프는 철저히 과학이다 23 | 운동하는 골퍼, 운동하지 않는 골퍼 26 | 건강을 위해 골프를 시작했다고? 28 | 프로 골퍼만큼 아마추어 골퍼도 부상이 많다 33

젊어지는 골퍼 되기 ❶  운동하는 골퍼가 되어 골프 인생의 질을 높여라

2장__ 파워 스윙의 시대, 골프 근육을 키워라

몸의 근육이 파워 스윙을 만들어낸다 37 | 골프만 하면 몸을 망친다. 다른 운동을 병행하라 40 | 70~80년대 메이저 황제 게리 플레이어의 비법 '트레일러 안의 역기' 43 | 1일 1,000회 팔 굽혀 펴기로 지구력과 근력을 키운 소렌스탐 45 | 타이거 우즈 49 | 지나간 황제, 타이거 우즈의 체력 강화 "근육량만 14kg 가까이 키워" 51

젊어지는 골퍼 되기 ❷  스윙 파워를 늘리는 '골프 근육'을 키워라

chapter 2 | 이런 골퍼들, 얼마 못 가서 골프를
그만 둔다

## 3장__ 뻑뻑한 몸으로 시원한 스윙을 하겠다고?

1년에 3만 번을 스윙하면 팔꿈치가 남아날까? 59 | 아이언 샷을 찍어 친
다면 손목 부상 1순위 환자 64 | 골프한 다음 날 온몸이 뻐근하다면 원
인은 '지연된 통증' 70 | 회전력에 취약한 허리, 최소한 이것만은 피해라
75 | 왜 샷이 일관성이 없는 골퍼일수록 허리가 위험할까? 80

**젊어지는 골퍼 되기 ❸**　　당신에게 맞는 최적의 스윙 템포를 익혀라

## 4장__ 당장 바꾸어야 할 골프 습관들

목을 앞으로 빼고 스윙하면 목, 등뼈를 다치기 쉽다 85 | 손가락이 이상
하다? '방아쇠 수지증' 88 | 마른 사람이라면 늑골 골절을 조심하라 92 |
잘못된 골프 신발이 '족저근막염'을 부른다 94 | 샷을 칠 때마다 불안하
다면 '입스'를 의심하라 98

**젊어지는 골퍼 되기 ❹**　　경쟁하는 골프, 남을 의식하는 골프는 하지 마라

# chapter 3 | 당신의 체력이 곧 골프 수명을 좌우한다

## 5장__ 장타를 치려면 골퍼의 몸부터 만들어라

20야드 늘리려면 채를 바꾸기보다 근력을 키워라 107 | 헤드 스피드를 키우는 근육을 만들어라 112 | '정확한 턴'을 위해 복근과 다리의 힘을 키워라 115 | 힘은 있는데 유연성이 없다고? 119

**젊어지는 골퍼 되기 ⑤**　힘보다 유연성 있는 골퍼가 되라

## 6장__ 골프 인생의 질을 높여라

연습장에서 똑똑하게 연습하라 125 | 현명한 골프 식습관이 10타를 줄인다_ 골퍼의 식사법 10계명 132 | 골프 인생 계획 세우기 143 | 오래 지속할 수 있는 자신만의 운동 환경을 정비하라 147 | 스윙의 힘을 높이는 10분 스트레칭법 150

**젊어지는 골퍼 되기 ⑥**　실력을 발휘할 수 있는 라운딩 컨디션을 챙겨라

## chapter 4 | 건강 골퍼들은 준비도 철저하다

### 7장__ 비기너 골퍼가 놓치기 쉬운 건강 골프 상식

여름철 골프, 이것만은 꼭 지켜라 161 | 골퍼들의 침묵의 적, 피부 노화 166 | 신년 골프를 준비하는 겨울철 라운딩을 위한 5가지 메모 169 | 체중 이동이 잘되는 좋은 골프화의 5가지 조건 173 | 야간 골프는 또 다른 준비가 필요하다 175 | 가을철 골프장 잔디는 전염 바이러스의 온상이다 178

**젊어지는 골퍼 되기 ❼**　쾌적한 라운딩에 필요한 준비 사항을 꼼꼼하게 챙겨라

## chapter 5 | 골퍼 나이 따로 있다, 평생 가는 건강 골프

### 8장__ 노화 막고 골프로 여유롭게 오래 살기

내 몸에 시간이 어떻게 쌓일까? 185 | 골프를 치면 5년 이상 장수한다 190 | 시니어 골퍼의 몸에 나타난 긍정적인 건강 효과 193 | 운동과학자들이 말하는 골퍼 나이 젊게 하기 196 | 나이 많은 골퍼가 반드시 체크해야 할 것 198 | 걷는 골프로 뇌를 젊게 하라 202 | 시니어 골퍼와 호르몬 205

**젊어지는 골퍼 되기 ❽**　몸의 나이를 낮추는 안티에이징 골프를 하라

에필로그　의사로서 30년 이상 골프를 쳐 보니　212

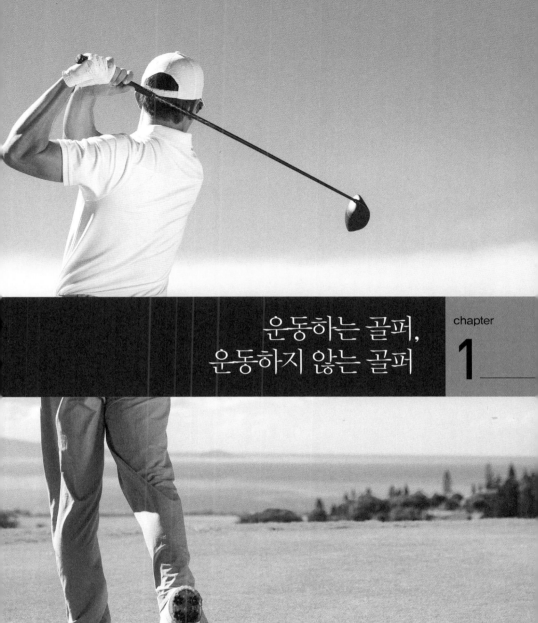

운동하는 골퍼,
운동하지 않는 골퍼

chapter

1

토머스 발라드는 말했다.

신은 만인을 평등하게 창조했으나

왜 어떤 사람들은 다른 사람들보다 더 큰 성취를 이루는가?

그것은 그들이 비전, 열정을 가졌고, 그것을 실행으로 옮겼기 때문이라고.

타이거 우즈가 골프 황제로 불리는 것은 그가 세계랭킹 1위이기 때문이 아니라

1라운드 113위의 기록을 4라운드에 가서 4위까지

끌어올리는 열정이 있기 때문이다.

*Eighteen Holes,*
*Many Years Younger*

# 왜
# '골프 몸 만들기'인가?

자신의 게임 수준을 한 단계 높이려면
체력을 강화하여 튼튼한 몸을 가꾸어야 한다.
_ 타이거 우즈

## 몸짱 골퍼들이 늘고 있다

2021년 골프계에서 가장 혁신적인 선수를 꼽으라면 아마도 브라이슨 디셈보일 것이다. PGA 투어에 처음 모습을 드러냈던 때와 달리, 현재의 디셈보는 식이 요법과 엄청난 근력 운동으로 체중을 늘리고, 비거리를 300m 이상 쉽게 날리며 완전히 다른 골퍼가 되었다. 그리고 마침내 2021년 프로 생활 최초의 메이저 대회 우승 타이틀을 거머쥐기까지 했다. 그는 지속적으로 자신의 스윙을 과학적으로 분석하고 교정해 나가고 있지만, 실험적인 시도 때문인지 플레이에서는 일관성이 떨어진다.

필자가 만나 본 국내의 톱 남녀 프로들은 1년에 20회가 넘는 프로시합을 위하여 동계 시즌에는 엄청난 양의 근력 운동과 지구력 훈련에 집중한다. 그중 미국 LPGA에 진출한 한 프로 선수는 "시합이 진행될수록 후반에 체력이 떨어져서 집중력이 무너지고 체력이 고갈돼 스윙에 집중할 수 없어요. 앞으로 체력을 키우는 훈련에 좀 더 집중해야겠어요."라고 털어놓기도 했다.

프로 골퍼들은 경기 당일뿐 아닌 며칠씩 살인적인 스케줄을 소화한다. 시합에 나가기 위해 경기 장소에 월요일에 도착한다고 치면, 화요일엔 캐디와 함께 코스 점검, 수요일은 프로암 대회, 목요일부터는 걸어서 4라운드씩 시합을 한다. 일주일에 최소 5일을 걸어서 라운딩하는 셈이다. 주말 골퍼들은 상상도 못할 지구력과 근력, 집중력에 소모되는 정신적, 신체적 체력이 있어야 한다는 이야기다.

10여 년 전까지 슈퍼 시니어 투어에서 선수 생활을 했던 남아프리카공화국의 전설적 골프 영웅 게리 플레이어는 85세의 나이에도 잭 니클라우스보다 건강해 보이고, 70대 후반에도 날씬한 몸매를 유지했다. 그가 동양인의 체구를 가지고 있음에도 불구하고 4대 메이저 대회에서 우승하고 1970년대 골프계를 평정할 수 있었던 것은 당시 골퍼들이 간과했던 웨이트 트레이닝 덕분이었다.

그의 전기를 보면 60~70년대 골프 선수는 근력 운동이 오히려 스윙을 망친다는 의견이 팽배해 시합을 마친 선수들은 정신적 릴렉스를 위해 바에서 술을 마시며 쉬었지만, 그는 그 시간에 준비된 클럽 트레일러에서 근력 운동을 했다고 한다.

또 지금은 교통사고로 복귀 가능성이 불투명한 골프 황제 타이거 우즈는 미국의 남성을 위한 운동 잡지인 〈맨즈 피트니스Man's Fitness〉에서 '피티스트 가이fittest guy'로 2000년도에 선정되기도 했다. 전문 보디빌더나 연예인도 아닌 타이거 우즈를 2000년 당시 미국의 운동선수들 가운데서 몸을 가장 잘 가꾼 인물로 선정한 것이다.

물론 타이거 우즈보다 훨씬 발달된 근육을 가진 운동선수들도 많았지만, 골프라는 스포츠 종목에 기여한 공로와 경쟁자들과의 신체적 우위 등을 고려해서 선정했다고 한다. 같이 경합을 벌인 후보들은 영화배우 윌 스미스, 클리블랜드 브라운스의 쿼터백 브래디 퀸, 메이저 리그 필라델피아 필리스의 2루수 체이스 어트리 등으로, 다들 '한 몸' 하는 상대들이었다.

최근 호텔 피트니스 센터를 비롯한 고급 피트니스 센터에서 '골프 트레이닝'을 받는 중년 남성들이 많다고 한다. 골프에 적합한 근육 기르기, 즉 '골프 몸'을 만들기 위함이다. 한때는 "운동을 하면 불필요한 근육이 늘어나 골프에 방해가 된다"고 알려져 있었지만, 최근에는 골프 기술이 아니라 '골프에 맞는 몸'을 만들어야 더 좋은 기록이 나온다는 것을 눈치 빠른 골퍼들이 먼저 캐치하고 몸만들기에 돌입한 것이다. 사실 40~50대 남성들은 배에 왕(王)자를 만들기도 힘들고, 속성으로 몸을 만들려고도 하지 않는다. 그보다는 골프를 잘 치기 위한 몸을 원한다. 그야말로 골프 실력도 키우고, 몸매도 만드는 일석이조의 효과를 원하는 것이다. 프로암 대회에서 라운드를 마치고 같이 목욕을 하며 톱클래스 프로골퍼들의 몸을 흘낏 보면, 우락부락한 미스터 코리아의 근육질 몸매가 아닌 잘 다듬어진 조각 같은 균형미에 '남자 몸도 저렇게 멋지고 아름다울 수 있구나' 하고 감탄하곤 한다.

## 골퍼의 신체 단련, 왜 필요한가

골프 스코어의 변화와 관련해 장기간을 추적한 보고서가 있다. 1939년 US 마스터즈 챔피언십 대회에서 279스코어로(4라운드 결과) 우승했고, 같은 대회에서 1994년 역시 279타 스코어로 우승했다. 또 1958년 US PGA 선수권 대회에서 276타 스코어로 우승, 34년 후인 1992년에는 비슷한 스코어인 278타로 우승했다. 1960년 브리티시 대회에서 역시 278타 스코어였고, 34년 후(1994년)에도 비슷한 점수인 281타 스코어로 우승했다.

그렇다면 아마추어 골퍼의 세계는 어떤가? 결론부터 말하자면 프로 골퍼와 거의 차이가 없었다. 밥 로텔라 박사Dr. Bob Rotella의 저서 『The Golf of Your Dreams(1997)』에 의하면 15년 전 미국의 평균 남성 핸디캡은 16.2였고, 여성의 평균 핸디캡은 29였다. 이는 오늘날 미국의 평균 남녀 핸디캡과 거의 같은 수치다. 또 PGA 투어 선수 중에 평균 드라이버 거리가 300야드를 넘은 선수들의 수를 비교해 보면, 2001년과 2002년에는 존 댈리 단 한 명뿐이었던 것이 2003년에는 9명, 2004년에는 14명, 2005년에는 26명씩 늘어 가더니 지금은 PGA 프로 세계에서는 300야드의 드라이버 거리를 내지 못하면 제대로 된 프로 축에도 끼지 못한다.

따라서 매우 흥미 있는 결론은, 첨단 과학의 발전을 이용한 클럽의 향상과 공의 일관성, 그리고 엄청난 체력의 향상에도 불구하고 골퍼들의 스코어는 눈에 띄게 향상되지 않았다는 점이다. 온갖 장비와 테크닉의 발전에도 불구하고 프로들의 시합장의 난이도는 점점 높아지고 있기 때문일 것이다.

필자의 소견으로는 결국 스윙의 테크닉이나 신소재로 개발된 최신 골프채 등 부수적인 여건은 골프 스코어를 변화시키는 결정적인 변수로 작용하는 데 한계가 있고, 코스의 세팅도 스코어를 어렵게 만들어 가는 변수가 되지만, 로우 핸디캐퍼를 지향하는 아마추어 골퍼의 경우 명쾌한 답을 찾을 다른 접근이 필요하다.

필자가 제시하는 해법은 골프의 스윙 파워와 정교함을 늘리는 '골프 근육'을 키워야 한다는 입장이다. 보디빌더처럼 우람한 근육은 필요 없지만, 부상을 예방하고 좋은 스코어를 얻기 위해서는 좋은 체력을 만드는 것이 가장 중요하다.

이젠 레전드가 될 수밖에 없는 골프 황제 타이거 우즈, 컴퓨터 스윙의 아니카 소렌스탐, 부드러운 이지스윙의 황태자 어니 엘스, 한국이 낳은 세계적인 골퍼 박세리, 박지은, 최경주 등 많은 PGA, LPGA 선수들은 골프 피트니스 트레이닝이 얼마나 중요한가를 보여 주는 산증인들이다. 뛰어난 선수들은 체력이 향상되면 게임의 경기력도 함께 좋아진다는 것을 알고 있다.

체력 훈련의 도움으로 환상적인 플레이를 펼친 대표적인 선수는 타이거 우즈였다. 천부적인 소질에 앞서 체력 강화에 많은 노력을 들인 결과 1996년에 프로로 전향하여 수십 개의 토너먼트 우승자가 되었고, 골프의 역사를 매년 갱신해 왔다. 지금은 비록 재기가 불투명하지만 골프계에 한 획을 그은 위대한 선수임에는 틀림없다. 지금도 우즈와 같은 톱클래스 프로 골퍼들은 체력 훈련에 엄청난 시간을 할애하고 있다는 것을 명심해야 한다.

### 골프는 철저히 과학이다

골프는 어느 스포츠보다 과학적인 운동이다. 때문에 골프를 잘하려면 몸을 잘 가꾸고 스윙의 메커니즘을 잘 배워서 더 강력한 힘을 낼 필요가 있다. 단언컨대 골프 근육을 키우면 성적은 반드시 좋아진다. 그만큼 이제는 골퍼의 근력 운동이 중요해졌으나 아직도 골퍼들 사이에서는 잘못 알려진 상식들이 많다.

첫째, '쓸데없는 근육을 키우면 스윙을 망칠 수 있다?'

그동안 골퍼 대부분은 근육을 키우는 체력 훈련을 기피해 왔다. 쓸데없는 근육을 키워서 스윙을 망칠 수도 있다고 생각했기 때문이다. 그러나 최근 운동생리학자들과 프로 골퍼들은 균형 잡힌 골프를 위해서는 근육을 강화하고 골퍼의 몸을 만들어야 한다고 입을 모으고 있다. 하지만 '골프 몸'을 만드는 과정은 미스터 코리아의 근육을 만드는 과정과는 다르다. 근육이 피로하지 않으면서 빠르고 정확하게 공을 맞힐 수 있는 근육의 능력을 키우는 것이다.

미스터 코리아 같은 근육을 만들기 위해서는 무거운 운동 기구를 들어 올려야 하고, 많은 칼로리를 섭취하고, 하루에 몇 시간씩 운동해야 한다. 하지만 골프를 위한 근력 운동은 하루 1시간 정도 주 3회면 충분하다.

둘째, '근력 운동을 하면 유연성이 줄어든다?'

오히려 그 반대다. 근육이 약하면 보상을 하기 위해 근육은 더욱 긴장하게 된다. 즉 유연성이 떨어진다는 말이다. 그러나 운동을 하면 근육의 혈액 순환이 좋아지고 근육을 잡고 있는 힘줄과 주위 인대가 강해져 손상의 위험도 줄어들고 유연성이 좋아진다.

2001년 미국의 YMCA에서 25명의 시니어 골퍼를 대상으로 8주간의 근력 강화 및 유연성 운동을 처방하여 추적 검사한 결과 모두 클럽 스피드가 빨라졌다. 그리고 몸의 지방층이 줄면서 근육량이 늘어나 근력과 함께 유연성이 증가한 것으로 보고되었다.

셋째, '근력 운동은 골프의 감feel을 잃게 한다?'

역시 아니다. 지난 30년 동안 다양한 운동 효과를 조사한 결과 근력 운동은 신체의 조정 능력을 향상시킨다는 것이 입증되었다. 근력을 얻게 되면 균형을 유지하기가 쉬워지는데, 골프는 특히 균형과 조정 능력이 필요한 운동이다. 또 골퍼가 근력 운동을 하면 골프가 필요로 하는 미세한 샷에 적합한 근육을 갖게 된다.

이뿐만이 아니다. 골프는 순간적인 강인한 힘을 요구하는 운동이다. 스윙 동작은 매번 많은 에너지를 필요로 하는데, 이때 힘줄과 근육에 저장된 힘을 바로 사용한다. 근육 운동을 하면 반복되는 스윙에서 지구력과 힘뿐만 아니라 클럽 헤드의 빠른 스피드를 가져다준다.

따라서 골퍼의 근육 강화는 반드시 필요하다. 원론적으로 골프는 다른 운동과 차이가 없다. 근육으로 다져진 몸을 만들지 않는다면 언제나 '오늘 운이 안 좋네' 하고 다음 라운드에만 목매다가 허송세월하게 된다.

다시 한번 이야기 하지만 근력 운동을 해야 한다고 해서 보디빌더처럼 보이기 위한 육체미는 필요 없다. 골퍼로서 근력 운동의 최대 목표는 반복적인 힘을 축적하는 기술을 터득하는 것이다. 세계적으로 유명한 운동선수들이 보디빌더와 같은 몸매를 가진 것을 본 적이 있는가? 특히 근력 강화 운동은 골프에 필요한 근육의 지지 조직이나 힘줄의 힘을 향상시켜 비거리가 늘어나게 할 뿐 아니라 골프로 인한 부상을 줄이는 데도 아주 효과적이다. 과거에는 축구와 같은 격렬한 스포츠 선수들만 강도 높은 체력 훈련을 했지

만 최근에는 수영이나 골프 같은 지구력을 요하는 운동에도 근력
운동이 필요함이 밝혀졌다.


## 운동하는 골퍼, 운동하지 않는 골퍼

골프는 우리 몸의 여러 근육을 사용하면서 신체적 균형을 요구하
는 운동이다. 일반인들이 생각하는 것보다 훨씬 많은 근육의 힘과
유연성, 지구력을 필요로 한다. 골퍼로서 부상당하지 않고 건강하
게 골프를 즐기면서 실력을 향상시키려면 그에 맞는 골퍼의 몸을
만들어야 하는데, 이는 다른 스포츠와 마찬가지로 기초 운동을 철
저히 해야 한다는 것을 의미한다.

'사용하지 않으면 잃는다'라는 명언은 정확하게 건강과 골프에
적용된다. 골프가 신체적 기술을 요구하는 운동이기에 어떤 이들
은 실제로 건강 자체를 키워 주지 못한다고 생각할지 모르지만 그
렇지 않다.

골프는 명백한 신체적 운동이다. 신체적으로 골퍼는 백스윙back
swing 동안에는 힘을 저장하고 포워드 스윙forward swing일 때는 힘
을 사용한다. 이것은 라운딩을 하는 4~5시간 동안 상당한 근육의

통제와 조화, 지속력과 지구력을 필요로 한다. 최소한 1/4온스의 헤드 무게를 갖고 초당 90마일로 클럽을 정확하게 움직여야 하는 동작이 쉽게 만들어지지는 않을 것이다.

특히 근력 운동을 하지 않는 골퍼에게는 클럽 헤드를 빨리 움직이는 것 자체가 쉽지 않을 뿐만 아니라 부상의 원인이 되기도 한다. 다시 말하면 스윙이나 테크닉만 연마한다고 해서 골프를 잘할 수 있는 것이 아니라 몸의 기술이 필요하다는 것이다. 결국 골퍼는 골퍼로서의 최적의 몸을 만들어야 건강과 실력이라는 두 마리 토끼를 잡을 수 있다.

다음은 운동하는 골퍼와 운동하지 않는 골퍼를 비교하여 골프가 신체에 미치는 영향에 관해 밝혀 낸 연구 결과들이다. 특히 "틈날 때마다 연습장에 가서 열심히 볼을 때리거나 주말이면 라운드에 나가 운동하는데, 다른 운동이 더 필요하겠어?" 하고 생각하는 골퍼들은 천천히 읽고 숙지하길 바란다.

기초 근력 운동과 지구력 운동을 하는 골퍼는 최소한 골프로 인한 손상의 50%는 막을 수 있다. 또 골프로 손상을 받은 골퍼들이라도 이전에 신체 단련을 잘해 왔다면 50% 정도의 치료 시간을 단축할 수 있다. 공치기만 집중하는 골퍼는 40세 이후에는 3년마다 골프로 인한 부상이 반복될 것이고 50세 이후에는 체력이 더욱 떨어져 매년 문제가 발생할 수 있다.

노화로 인한 자연적인 신체적 변화(감소된 힘, 유연성 감소, 지속력 및 지구력 감소)는 골프 스윙에 부정적인 영향을 미친다. 하지만 과학적인 골프를 위한 체력 훈련을 지속적으로 한다면 노화를 지연시킬 수 있다. 규칙적으로 근력, 지구력 운동을 하는 골퍼는 운동하지 않은 비슷한 실력의 골퍼보다 골프 실력이 훨씬 빠르게 향상된다.


## 건강을 위해 골프를 시작했다고?

이제는 골프 인구가 600만에 가까운 골프 대중화 시대다. 하지만 대체로 생활의 여유가 생기고 하루가 다르게 몸이 예전 같지 않음을 느끼기 시작하는 40대 초반에 골프를 시작하는 우리의 현실 상황에 비추어 볼 때 새로운 기술을 가르치기는 힘들다. 특히 골프와 같은 복잡한 운동일 때에는 더욱 그렇다.

미국 스포츠의학회에 발표된 골퍼들의 부상 관련 통계 자료를 참고로 국내 아마추어 골퍼들의 골프 관련 통증을 예측해 보자. 30대 후반이나 40대 초반에 골프를 시작해 주 2~3회 연습장에서 골프 연습을 하고 한 달에 2~3회 정도 라운드를 즐기는 마니아층 '보기 플레이어'를 예로 든다면 미국의 아마추어 골퍼들과 별반 차이가 없다. 즉 비율적으로 따졌을 때 국내 600만 명 중 마니아층을 10% 정도라고 보면 60만 명 중 50%인 30만 명의 골퍼가 크고 작은 골프 관련 통증이 있다고 보여진다. 통계만으로 본다면 아마추어 골퍼의 골프 관련 부상 중 1, 2위를 다투는 골프 엘보 환자가 우리나라에만 15만 명 정도 있는 것으로 잠정 추정된다. 정말 엄청난 숫자이다.

지금은 슈퍼 시니어 시합에 가끔 모습을 보이는 마크 칼카베키아는 2001년 미국의 마지막 PGA 공식 대회인 투어 챔피언십을 마치고 골프 전담 기자가 건넨 "부상당하지 않고 시즌을 마친 프로 골프 선수가 몇 명이나 될까요?"라는 질문에 "단 한 명도 없을 것"이라며, "미국 프로골퍼협회는 부상 병동"이라고 답했다는 기사를 읽은 적이 있다.

다른 종목과 마찬가지로 프로 골퍼들의 가장 큰 적은 부상이다. 2001년 PGA 투어에서는 200만 달러 이상의 상금을 챙긴 선수들이 16명이나 나왔지만 그중 뜻하지 않은 부상으로 고전한 골퍼들이 한두 명이 아니다.

타이거 우즈는 과거 투어 챔피언십을 앞두고 체육관에서 운동

을 하다 허리를 삐끗해 부진을 면치 못했으며, 무릎 부상으로 2번
의 수술, 허리 부상으로 3번의 수술을 받아 몸 전체가 골프로 인
한 부상투성이였고, 사생활 문제로 절체절명의 위기와 마주했지
만 꾸준한 훈련으로 다시 재기하여 역시 골프 황제임을 증명했다.
이제 40대 초반을 넘긴 필드의 악동 세르히오 가르시아도 허리 통
증과 손목 통증으로 고생하였고, 이외에도 통증으로 퍼팅을 바꾸
고 스윙을 바꾼 선수가 부지기수다.

시니어 투어에서 뛰고 있는 PGA 챔피언십 우승자 데이비드 톰
스, 데이비스 러브 3세도 손목 통증, 허리와 목 부상으로 한때 시
즌 내내 고전하기도 했다. 앞에서 칼카베키아 선수가 언급했듯
'시니어 투어는 부상 병동이다'라는 말과 같이 남 보기는 문제없
으나 선수 본인은 만성 요통, 만성 손목 통증, 팔꿈치 통증, 경추
통증, 무릎 통증 등으로 매일 진통제와 물리 치료를 받는 많은 시
니어 투어 선수가 있다는 현실은 잘 알려진 사실이다.

가장 최근 2021년 1월 말, 토레이 파인에서 벌어진 파머스 인
슈어런스 오픈에서 톱 프로 중 한 명인 매튜 볼프 선수는 손목 부
상이 악화되어 1라운드에서 경기를 포기했다. 국내 프로들도 사
정이 다르지 않다. 나에게 자문을 구하고 치료받은 프로 선수들도
꽤 있다. 프로의 세계도 이러할진대 연습장에서 늘 같은 자세로

쉼 없이 볼만 때리다가 어렵게 부킹이 잡히면 주말 라운딩을 즐기는 일반 골퍼들은 더 말해 무엇 하랴?

골프는 일반인이 생각하는 것보다 부상의 위험도가 높은 운동 중 하나이다. 럭비, 축구와 같이 몸을 부딪치는 운동이 아니니 크게 다치지 않을 거라고 생각하지만 그렇지 않다. 미국 스포츠학회에서도 골프는 중등도 정도의 위험성을 가진 스포츠로 규정하고 있다.

우리나라 골퍼들은 비즈니스나 사교로 처음 골프를 배우는 경우가 많지만, 나이가 들면서 기력이 떨어져 몸을 챙기기 시작할 즈음, 뭔가 운동을 해야 할 텐데 적당한 운동이 없을까를 고심하다가 골프를 선택하는 이들도 많다. 적당히 힘들지 않으면서 폼도 나고 풍광 좋은 야외에서 스트레스도 해소할 수 있을 거라고 생각하기 때문이다. 즉 골프는 힘들이지 않고도 치기만 하면 건강에 매우 유익한 운동이라고 굳게 믿고 있는 것이다.

그러나 이것은 잘못된 생각이다. 골프 자체가 100% 건강에 좋다고는 할 수 없다. 다만 골프를 어떻게 치느냐에 따라 건강해질 수도 있고 노화 예방도 할 수 있다. 즉 운동하지 않는 골퍼에겐 건강이라는 선물이 거저 주어지지 않는다. 오히려 부상과 스트레스를 안겨 줄 가능성이 높다.

골프를 가볍게 여기는 일반 대중은 '저까짓 골프쯤이야' 하겠지만 한때는 세계의 정상에 우뚝 섰던 테니스의 제왕 보리스 베커가 골프 대회에 참가한 후에 골프가 테니스보다 더 많은 체력을 요한 다고 말한 적이 있을 정도로 골프는 장시간에 걸쳐서 엄청난 에너 지를 소비하는 스포츠다.

한 예를 들어 보자. 평균 한 라운드에서 아마추어 골퍼는 공을 치기 위해 연습 스윙을 포함하여 200여 회의 스윙을 하는데, 그중 공을 치는 스윙을 하는 시간은 단 2분 이내이다. PGA 투어 프로 는 평균 1초에서 2초 범위 내에서 스윙 타임을 갖는다. 이는 곧 스 윙이 속도가 1.5초 내외에 일어난다는 것을 의미하는데, 이 짧은 시간은 근육의 움직임을 제대로 느끼기엔 매우 어려운, 아니 불가 능한 시간이다. 스윙 시간이 너무나 짧아서 의식적으로 근육의 효 과를 증대시키거나 활동을 증대시키는 게 불가능한 것이다.

다시 말해 골프의 스윙 그 자체만으로는 건강을 증진시키고 유 지하기엔 충분하지 않다. 주말에 잠깐 라운드에 나가 골프를 쳤다 고 해서 당신의 건강을 향상시켜 주지는 못할 것이다. 골프를 즐 기면서 잘하려면 강한 등, 배 그리고 엉덩이 근육이 필요하고, 또 건강해지기 위해서는 활발한 신진대사와 골고루 균형 잡힌 근육 들이 필요한데, 이 근육이 골프만으로는 발달하지 않는다는 사실 을 유념해야 한다.

# 프로 골퍼만큼 아마추어 골퍼도 부상이 많다

골프로 인한 근골격계의 손상은 우리가 알고 있는 것보다 훨씬 많다. 골프로 인한 통증으로 우리의 목숨이 왔다 갔다 하지는 않지만 골프가 요통, 골프 엘보, 손목 통증, 어깨 통증, 무릎 통증과 발 통증 등 우리 몸에 통증을 유발할 수 있는 소지는 상당하다.

미국 PGA 투어 골퍼들을 보면 프로 선수 전체의 50%가 크고 작은 손상에 시달리고 투어 중에 치료를 받기 위해 준비된 시합을 포기한 경우도 꽤 많다고 앞에 언급했다. 물론 그들은 우승을 목표로 하는 직업 전문인이기에 무리해야 할 상황에 처할 때가 많지만 아마추어 골퍼는 충분한 준비 운동과 스트레칭, 체력 단련이 되지 않은 상태에서 무리한 스윙을 하게 되면 오히려 프로들보다 손상의 여지가 훨씬 많을 수밖에 없다.

미국의 정상급 투어 프로 골퍼의 대부분은 하루 200개 이상의 연습 공을 치지 않는다. 그런데 국내의 도시 근교 야외 골프 연습장을 살펴보자. 연습장에 가 보면 1시간에 볼 무제한, 또는 150개의 볼을 50분 안에 소화해야 하는 규정이 대부분이다. 연습장에서 공이 튀어나오자마자 쉬지 않고 스윙하는 아마추어 골퍼를 보면 과연 이러한 골프가 건강에 얼마나 도움이 될 것이며 실력 향상에도 효과가 있는지 의문스럽다.

1990년에 닥터 맥캐롤Mccaroll과 그의 동료들이 미국 스포츠의학회에 발표한 프로 골퍼와 아마추어 골퍼의 근골격계에 관한 손상 빈도 자료를 보면 남자 프로 골퍼의 경우 요통이 가장 많았으며 다음으로 왼쪽 손목, 그리고 팔꿈치 순으로 나타났다. 여자 프로들에게는 왼쪽 손목이 1위 그리고 요통 순으로 손상 빈도를 밝히고 있다.

아마추어의 경우는 양상이 조금 다른데, 남자의 경우 요통과 골프 엘보가 1, 2위를 다투고 여성의 경우는 팔꿈치, 즉 골프 엘보가 제일 많은 것으로 조사되었다. 손상의 원인은 프로와 아마추어 모두 연습 시간이 너무 많다는 것, 즉 '과사용 증후군overuse syndrome'으로 결론지었다. 특히 아마추어의 경우 스윙의 메커니즘이 좋지 않은 것이 그 원인이었는데, 프로의 54%, 아마추어의 45%가 만성 근골격계 통증을 호소하고 있는 것으로 나타났다. 평소에 규칙적으로 따로 운동을 하지 않거나 잘못된 스윙 자세로 쉬지 않고 연습하는 초보 골퍼나 주말 골퍼에게 시사하는 바가 크다 할 것이다.

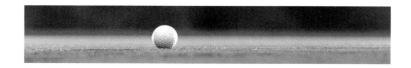

난 장애물에 미소를 짓는다.
타이거 우즈

# 운동하는 골퍼가 되어
# 골프 인생의 질을 높여라

우리는 흔히 골프는 힘들게 운동하지 않고서도 치기만 하면 건강해질 것이라고 생각한다. 큰 착각이다. 골프 자체가 100% 건강에 좋은 것은 아니다. 다만 골프를 어떻게 치느냐에 따라 내 몸에 약이 되기도 하고 독이 되기도 한다.

1.5초 내외로 클럽 헤드를 빨리 움직이는 스윙 동작은 운동하지 않는 골퍼에게는 큰 부상의 원인이 되기도 한다. 스윙이나 테크닉만 연마한다고 해서 골프를 잘할 수 있는 것이 아니라 몸의 기술이 필요하다.

결국 운동하는 골퍼만이 신체적으로 최적의 골프를 수행할 수 있는 능력이 생기는 것이다. 그래서 골프는 철저히 과학적이다.

실제로 운동하는 골퍼는 최소한 골프로 인한 손상의 50%는 막을 수 있다. 또 규칙적으로 운동하는 골퍼는 운동하지 않은 비슷한 실력의 골퍼보다 훨씬 빠르게 골프 실력이 향상된다.

나와 비슷한 몸을 가진 누군가가 새로운 기록을 내고
최고의 자리에 오르는 것을
받아들이기는 쉽지 않다. 올림픽 선수들이 숨을 더 잘 쉴 수 있도록
폐를 하나 더 갖고 있는 것은 아니다. 선수들의 몸도
사실 우리 몸과 다를 바 없다는 사실을 받아들이고
우리 몸도 그들의 몸이 훈련에 반응하는 것처럼
반응하게 되리라는 것을 믿고 새로 시작해야 한다.

*Eighteen Holes,*
*Many Years Younger*

# 파워 스윙의 시대, 골프 근육을 키워라

완벽한 스윙은 없다. 완벽한 샷만 존재한다.
당신에게 맞는 스윙은 오직 당신만 알 뿐이다.


## 몸의 근육이 파워 스윙을 만들어 낸다


유명 골프 이론가들은 말한다. '타이거 우즈의 스윙은 완벽하다'
고 말이다. 정말 그런가? 40년 전 우리에게 멋진 파워 스윙을 보
여 주었던 잭 니클라우스의 스윙을 보면 최정상 시절의 타이거 우
즈와는 많이 다르다. 또한 지금 세계 랭킹 1위를 왔다 갔다 하는
더스틴 존슨의 스윙은 또 다르다. 20여 년 전 미국에서는 교과서
적 스윙을 한다는 닉 팔도의 스윙이 주목을 끌며 그의 스윙을 가르
치는 교습소가 여기저기 생기기도 했다. 더욱이나, 이름을 날리는

선수 뒤에 있는 코치의 이름도 세월이 가면서 변하고 있다.

이렇게 시기마다 골프 스윙의 표본이 바뀐다는 사실은 무엇을 뜻하는가? 즉 완벽한 스윙은 존재하지 않는다는 사실이다. 단지 특별한 상황에서의 완벽한 샷이 있을 뿐이다. 앞으로도 공을 치는 기술은 계속 개발될 것이고, 스윙을 훈련하는 방법도 개발될 것이다. 또한 신소재의 새로운 장비 역시 기술적으로 계속 발전하겠지만 당신에게 맞는 완벽한 스윙은 당신만이 알고 있을 뿐이다.

레슨 서적을 보면 좋은 스윙, 파워 있는 스윙을 하려면 자기 체형과 몸의 균형 내에서 스윙하라고 강조하고 있다. 좋은 스윙이란 자신의 몸에 잘 맞는 스윙이라는 말이다. 또한 완벽한 샷이란 상황에 맞는 오직 하나밖에 없는 완벽한 샷을 말하는 것이다. 그러면 내게 맞는 완벽한 샷을 어떻게 만들 것인가? 먼저 스윙의 힘이 어디서 오는지를 알아야 한다.

골프 스윙은 몸에 체인처럼 연결된 근육의 수축, 이완이 조화롭게 조절되면서 1~2초 정도의 짧은 시간에 일어나는 행동이다. 또한, 골프 스윙은 올바른 타이밍과 스윙의 반복적인 행동이 모든 기계적인 요소들과 맞물리는 근육의 능력이라 할 수 있다.

많은 골퍼들은 스윙의 힘이 단지 엉덩이나 허리 근육으로부터만 온다고 생각한다. 몸의 다른 곳의 근육들은 스윙을 할 때 스윙의 가

속과 억제를 적절히 균형 있게 해 준다. 만약 어깨, 몸통, 팔과 같은 다른 부분의 근육들이 좋지 않다면 엉덩이 근육과 허리 근육이 아무리 좋은 상태라 하더라도 최적의 골프 스윙을 할 수 없다.

효과적인 백스윙은 팔, 다리, 몸통, 어깨, 엉덩이 그리고 척추를 받치고 있는 근육의 힘을 저장하는 것이고, 팔로 스윙은 힘을 풀면서 최대한 억제력을 갖고 공을 치는 것이다. 이런 반복 운동이 최적의 상태가 될 때 골프공에 가장 좋은 영향력을 줄 수 있다.

이러한 의미에서 골프는 단지 엉덩이나 허리 근육만을 이용하는 것이 아니라 몸 전체의 근육을 이용하는 운동이다. 대부분의 몸 근육이 골프 스윙에 사용되고 신체 단련에 의해 향상될 수 있다. 다시 말해 신체의 근육 능력이 당신의 스윙에 영향을 미친다. 당신의 몸이 뚱뚱하거나 마르거나 키가 작거나 큰 것은 문제가 되지 않는다. 하지만 우리 몸이 공을 치기 위해 어떻게 작동하는가에 대해서는 이해할 필요가 있고 골퍼는 그 근육들의 능력을 키워야 한다는 사실을 기억해야만 한다.

테크닉이나 기술에 초점을 맞췄던 골프 교육도 변하고 있다. 유연성과 힘이 골프 스윙에 매우 중요하기 때문이다. 다시 말해서 골프 스윙 자체를 힘 있게 하는 것과 그때 사용되는 근육들을 단련하여 좀 더 힘 있게 하는 것은 별개의 것이다.

사람들은 대개 자신의 골프 실력이 나아지지 않는 것에 대한 원망을 스트레스, 연습 부족, 나이, 심지어 클럽이나 캐디에게까지 쏟아내면서도 골프에 최적인 몸을 만들기 위해 노력하지 않는 자신을 책망하지는 않는다.

그러나 골프는 체력이 뒷받침되어야 하는 운동이다. 골프 스윙은 당신이 생각한 것보다 훨씬 많은 근육들을 사용한다. 그리고 그러한 근육들과 사용 능력은 신체 운동을 통해 향상된다. 따라서 연습장에 가서 스윙 기술을 연마하는 것도 중요하지만 골프 체력을 키우는 것이 우선시되어야 할 문제이다.

## 골프만 하면 몸을 망친다, 다른 운동을 병행하라

진료를 마치고 연구실로 돌아와 컴퓨터를 켜니 메일 한 통이 기다리고 있었다. 사연인즉 이렇다.

"저는 매일 아침 동호회에서 테니스를 치고 있으며, 일주일에 한두 번씩 아는 분들과 라운딩을 합니다. 시간이 되면 헬스클럽에 가서 웨이트 트레이닝이나 수영도 하고요.

주위에 보면 골프를 잘 치기 위해 골프 이외의 다른 운동을 그만두는 경우를 많이 봤습니다. 그분들이 말하기를 골프와 다른 운동의 근육은 그 쓰임새가 달라 다른 운동을 하면 골프를 잘할 수 없다고 합니다. 요즘 들어 스코어가 나아지지 않는데 이유가 그것 때문일까요? 70대를 세 번 치고는 최근에 다시 보기 플레이어가 되어 실력이 나아지지 않습니다. 정말 골프 이외의 다른 운동을 그만두어야 하나요?"

흔히 한의사들이 말하기를 음식에도 상극이 있고, 약도 같이 먹어서는 안 되는 음식이 있다고 한다. 혹자는 골프는 던지는 운동이고, 수영은 잡아당기는 운동이라 상극이라고도 말한다. 하지만 현대 의학을 하는 사람으로서 운동에는 상극이 없다고 말하고 싶다. 골프란 운동이 인기가 높아지면서 우리나라 타 종목의 프로 선수들도 비시즌이 되면 골프 채널에 나와 재미있게 골프를 치고, 점수는 좋지 않더라도 즐거운 골프를 하는 것을 볼 수 있다. 이 선수들 중 시즌이 되면 골프로 인해 자신의 종목에서 경기력이 떨어져 골프를 그만두겠다고 하소연하는 경우를 들어 본 적이 있는가?

운동 생리학적으로 이유를 굳이 들자면, 오른손잡이의 경우 골프는 좌측의 근육을 주로 쓰는 운동이며 테니스는 우측의 팔과 어깨, 허리를 많이 쓰는 운동이어서 불균형이 올 가능성은 있다. 그렇다고 운동을 즐기는 사람이 골프를 위해 테니스와 수영을 포기할 이유는 전혀 없다.

다만 주의할 사항이 있다면 골프를 하기 전날에는 테니스 같은 근육의 활동량이 많은 운동을 자제해야 한다. 테니스처럼 격렬한 운동을 하고 난 후 근육의 피로감이 완전히 풀리지 않은 상태에서 골프를 하게 되면 근육에 자극을 줄 수 있기 때문이다. 그러나 스윙을 하는 자체에는 그다지 큰 영향을 주지는 않는다. 타이거 우즈는 근육의 이완과 지구력을 키우기 위해 수영을 하고, 근력과 유연성을 위해 웨이트 트레이닝을 주 3회 이상 한다고 했다. 전혀 그만둘 이유가 없다.

다른 운동을 골프와 병행하는 것을 금기시하고 있는 많은 사람들의 생각과 달리 필자는 '골프만 하면 몸을 망친다'라고 강조하는 의사 중 한 명이다. 골프는 철저히 한 방향 운동이고, 같은 자세로 반복하는 운동이기 때문에 몸의 균형이 깨지기가 쉽다. 주니어 선수들의 허리가 휜다든지, 한쪽 근육이 더 발달한다든지 하는 경우는 진료를 하면서 숱하게 보아 왔다. 아마추어로서 건강과 사교를 위해 골프를 한다면 여러 운동을 같이 병행할 것을 적극 권장한다. 실제로 최근 피트니스 센터 그리고 필라테스등을 통해 중년 남녀 골퍼들도 골프를 잘 치기 위한 골프 근육 트레이닝을 받는다고 한다.


## 70~80년대 메이저 황제
## 게리 플레이어의 비법 '트레일러 안의 역기'

언젠가 국내 유명 프로 골퍼와 라운드를 하면서 좋아하고 닮고 싶은 프로 골퍼가 있느냐는 질문을 받았을 때 나는 지체 없이 '게리 플레이어'라고 답했다. 그 프로는 의외라는 표정을 지으며 왜 게리 플레이어를 좋아하는지 물었다.

물론 시니어인 나는 멋진 플레이로 수많은 우승을 차지한 골프의 전설 잭 니클라우스나 작고한 아놀드 파머 같은 선수도 들 수 있었지만, 필자와 비슷한 167cm의 신장에 70kg대의 체중으로 4대 메이저를 포함해 9번이나 챔피언에 올랐고, 시니어가 된 후에도 9번의 시니어 챔피언을 획득한 그는 나의 골프 인생의 롤 모델이 되기에 부족함이 없었다. 또한 그는 골프 선수로서, 교육자로서, 사회사업가로서, 골프장 설계가로서, 여섯 자녀의 아버지로서도 흠잡을 데가 없다.

그리고 80세가 넘은 나이에도 불구하고 모국인 남아프리카공화국의 어린이들을 위해 헌신적으로 봉사하는 것 역시 나를 감동시켰다. TV에서 그를 보면 아직까지 여든이 넘은 노인이라고는 볼 수 없는 당당한 카리스마를 느낄 수 있다. 그의 이런 당당함은 신체적 강인함에서 오는 측면도 있다.

당시 그와 다른 프로들의 차이가 바로 '근력 운동'에서 왔다는 사실을 그의 전기에서 읽은 적이 있다. 그의 말을 빌리면 '시합을 한 후 다른 선수들이 파티장에서 즐기고 있을 때 나는 트레일러 안에서 역기를 들었다'고 한다. 골프 투어를 하면서 항상 트레일러에 역기 같은 근력 운동 장비를 싣고 다니면서 시합이 끝나면 파티장에 가지 않고 혼자 골프 근육을 키웠다는 얘기이다.

지금으로부터 50여 년 전인 당시에는 골프 선수가 근력 운동을 한다는 것에 대해 부정적인 시각이 지배적이었다. 아직도 웨이트 트레이닝을 하면 몸이 둔해진다고 믿고 있는 프로들도 있기는 하지만, 당시엔 '골퍼가 다른 운동을 하면 근육의 기억이 바뀌어 잘 칠 수 없다'라는 이론이 팽배하여 프로 골퍼들이 근력 운동에 그렇게 신경 쓰지 않던 시기였다.

하지만 이제는 그렇지 않다는 사실을 대부분의 프로와 로우 핸디캡 아마추어 골퍼들은 깨닫기 시작했다. 프로 골퍼들은 정교하고 힘 있는 골퍼가 되지 않으면 우승의 꿈과는 멀어진다는 것,

PGA 투어 1년 내내 40게임을 뛸 수 있는 체력을 위해서는 근육에 힘을 모으고, 유연성 있는 근육으로 다듬어야 하며, 심폐 기능을 좋은 상태로 유지하고 부상을 방지해야만 한다는 것을 잘 알고 있기 때문이다.

## 1일 1,000회 팔 굽혀 펴기로 지구력과 근력을 키운 소렌스탐

LPGA 역사상 가장 위대한 여성 골퍼라는 수식어가 따라다니는 아니카 소렌스탐은 2008년 12월 14일 UAE 두바이의 에미리트 골프장에서 열린 유럽여자프로골프투어 두바이 레이디스 마스터스를 최종 라운드로, 17년간의 현역 생활을 마감했다. 그동안 72차례에 걸쳐서 우승하며 이 골프 여제가 벌어들인 상금이 미국 LPGA와 LET에서만 400억 정도라 하니 그야말로 어머어마한 돈이다.

지금은 그녀의 스윙 폼을 보면 '스윙 시 머리를 고정시켜라'고 하는 기본 룰과는 거리가 먼 편이지만, 그녀의 공은 똑바로 멀리 잘도 날아간다. 2021년 미국시니어여자오픈에서 우승한 그녀는 여전히 당당해 보였다. 골프가 정식 종목으로 다시 채택된 리우 올림픽에서 우승한 박인비 선수의 스윙도 어찌 보면 소렌스탐의 스윙을 좀 닮은 것도 같다. 우리나라 여성 프로 골퍼의 우상 박세리 선수의 키즈들이 세계를 재패하는 가운데, 박세리 선수의 전성기 스윙은 완벽한 균형감을 보이며 활같이 휘는 허리 각도와 아름다운 템포까지 갖춘 골프 스윙의 정석이라고 불리는데, 스윙의 폼으로만 놓고 보면 엉성해 보이는 듯한 소렌스탐이 실제로는 더 많이 우승했다. 그 이유는 어디에서 오는 걸까?

당시 소렌스탐을 인터뷰한 한 잡지에서 그녀가 하루에 치는 공 숫자보다도 많은 1,000번의 팔 굽혀 펴기와 매일 5km를 조깅한다는 기사를 읽은 적이 있다. 그녀의 근육은 1년간 지치지 않고 투어를 다닐 수 있는 지구력과 근력을 가졌는데, 그 비결은 바로 팔 굽혀 펴기와 달리기에서 찾을 수 있다.

역사상 가장 위대한 선수 중 한 명이라는 평을 듣는 데에는 다 그만한 이유가 있기 마련인데, 소렌스탐의 경우는 바로 체력 운동이라는 철저한 자기 관리에 있다. 그녀는 팔 굽혀 펴기와 러닝이라는 골프 피트니스를 바탕으로 세계 골프 대회에 군림해 온 최초의 여제이다. 즉 강인한 체력을 바탕으로 한 스윙으로 장타를 치는 현대 골프의 초석이 된 것이다.

그녀에 관한 또 다른 일화를 보자. 2004년도 제주에서 열렸던 골프 대회에 참석하기 위해 한국을 방문한 소렌스탐이 머물렀던 호텔 내 피트니스 센터 관장은 이렇게 말했다.

"20년 동안 보디빌딩을 해 왔지만 소렌스탐의 웨이트 트레이닝을 본 순간 머리가 쭈뼛 설 정도로 신선한 충격을 받았다." 당시 그 호텔에는 출전 선수 대부분이 묵었는데, 대회 기간 중 피트니스 센터를 찾은 선수는 소렌스탐이 유일했다 한다. 외국 선수 3명이 잠깐 들러 몸을 풀고 가기는 했지만 대회 기간 내내 하루 1시간 이상 하루도 거르지 않고 체계적인 웨이트 트레이닝을 한 선수는 소렌스탐뿐이었다고.

호텔에 도착하자마자 소렌스탐은 호텔의 피트니스 센터를 찾아 시설을 점검하고, 다음 날부터 하루도 빠짐없이 독특한 트레이닝을 실시했다. 전통적인 근육 강화를 위한 웨이트에 무게 중심이라는 개념을 도입한 특별한 형식이었다. 전임 캐디와 함께 나타난 소렌스탐은 두 개의 작은 에어백을 들고 왔는데, 호텔에 있는 에어백까지 세 개를 이용해서 골프 실전에 필요한 무게 중심을 강화하는 웨이트 훈련을 시작했다.

그녀의 인상적인 훈련 과정을 간략하게만 스케치한다면, 팔 굽혀 펴기의 경우 60cm 높이의 의자 위에 작은 에어백 2개를 놓고 그 위에 양쪽 발끝을 올린 후 양손은 바닥에 놓인 큰 에어백을 짚고 실시한다. 전문 보디빌더도 흉내 내기 어려운 동작이다. 클럽 내 몇몇 전문가가 따라해 보았지만 모두 실패했다고 한다.

또 누운 채 양손으로 번갈아 덤벨을 들어 올릴 때도 등에는 큰 에어백을 대고 양발은 작은 에어백 위에 올려놓은 채 실시한다. 운동 기구를 잡을 때 손바닥이 아닌 손가락으로 강하게 쥐는 것이 인상적이었다. 악력을 키우기 위해서다. 수십 가지의 동작을 실시했는데 기계적일 정도로 능숙했다.

전문가 입장에서 볼 때 최소한 3년은 전문 보디빌딩 트레이닝을 받지 않고는 도저히 따라할 수 없는 수준이었다. 또한 식사도 호텔 셰프에게 특별 주문하여 자기 몸에 맞는 영양학적 프로그램에 따라 식사를 했다는 것이다. 당시 소렌스탐의 체격 자체도 보디빌더라고 해도 손색이 없을 정도로 군살 없는 근육질이었다는 소리를 들었다.

또한 제주에 타이거 우즈가 왔을 때도 그의 개인 전용기엔 헬스 트레이너가 동행해 호텔에서 하루도 빠짐없이 땀을 흘렸다고 한다. 아니카 소렌스탐과 타이거 우즈의 전성기 시절 자기 관리는 흡사한 면이 아주 많으며, 두 선수 모두 각각의 투어에서 장기 집권한 케이스이다. 이 두 선수가 골프에 본격적인 체력 운동 프로

그램을 도입하는 데 촉매 역할을 했다고 할 수 있겠다.


## 타이거 우즈

20대 시절의 타이거 우즈가 호쾌한 스윙으로 300야드 이상을 날려 골퍼들을 환호케 했지만, 오늘날 2021년이 되어서는 70명 이상의 톱 프로들이 300야드 이상을 소화한다. 물론 클럽과 공 등 장비의 발전도 있고, 공을 치는 테크닉도 변해 왔다고는 하지만 가장 큰 요인은 체력 훈련으로 보인다.

이러니 100년 전통을 자랑하는 US 오픈을 개최하는 골프장의 전장은 조금씩 길어졌고, 트랩을 더 어렵게 만들고, 러프를 더 길게, 그린 스피드는 더 빠르게 만들어 지나친 언더파 행진을 허용하지 않는 방향으로 가고 있다.

비록 타이거 우즈는 1997년 존 댈리에게 드라이버 평균 300야드 이상 최장타의 자리를 빼앗겼지만, 1996년부터 2006년까지 꾸준히 장타자 10위 안에 들었다. 그러나 이런 타이거 우즈도 2010년대에 들어 여러 부상으로 무릎 수술과 네 차례의 허리 수술을 거치며 '스윙에 문제가 있다', '타이거의 시대는 끝났다'라는 이야기를 들곤 했다.

그 와중에 사생활 문제 등으로 어려운 시기를 보냈지만 보란 듯이 재기하여 2019년 마스터즈 경기에서 짜릿한 역전 우승을 거머쥐었다. 2005년 마스터즈 재패 후 무려 14년 만에 다시 왕좌에 오르며 역시 타이거 우즈라는 것을 증명해 보였다. 마지막 퍼팅을 끝내고 호랑이는 포효했고, 걸어 나오며 아들을 품에 안고 울먹이는 타이거를 보며 눈시울이 뜨거워졌다.

2020년 샌디에이고 파머스인슈어런스 오픈에서의 인터뷰 중 타이거 우즈는 '내가 처음 이 골프장에 우승했을 때는 300야드를 날리는 선수가 한두 명이었으나, 이제는 50명 이상이 300야드 이상을 날린다'고 하소연 하며 점점 줄어드는 드라이버 거리를 아쉬워했다. 찾아보니 2020년 시즌 상금 순위 10위 이내의 선수 중, 평균 드라이버 거리가 300야드에 못 미치는 선수는 매트 쿠차와 심슨 두 명 정도다. 이젠 장타를 치지 못하면 톱 랭커의 프로 골퍼가 될 수 없다는 이야기다.

그러나 이 이야기는 세계 톱 프로들의 경우다. 골프는 장타 경쟁 시합이 아니라 점수의 게임이다. 아마추어, 특히 시니어 골퍼들은 장타에 매달리다 보면 부상과 직결된다.

떠오르는 여성 장타자 프로 골퍼 박성현 선수는 최근 좀 부진한 이유로 여러 이야기가 들려오지만, 그녀의 스윙을 보고 있으면 허리가 활처럼 휘어지는 피니시가 환상적이다. 그렇지만 과연 앞으로 이런 스윙을 얼마나 더 볼 수 있을까 하는 의문이 들곤 한다.

## 지나간 황제, 타이거 우즈의 체력 강화
## "근육량만 14kg 가까이 키워"

전성기 시절 타이거 우즈의 피트니스 트레이너, 키츠 클리븐에 따르면 우즈의 운동 프로그램은 40분 정도의 스트레칭을 시작으로 척추 주위 근육을 강화시키는 코어 엑서사이즈, 그리고 10km의 거리를 빠르게 그리고 느리게 뛰는 인터벌 러닝과 웨이트 트레이닝이 함께 이루어졌다. 타이거 우즈는 1996년 스탠퍼드 대학교 재학 시절에 약 14kg의 근육을 늘렸는데, 이는 다른 어떤 운동선수의 근육량과 비교해도 뒤지지 않는 수준이다.

"나의 연습 과정에는 근육을 신전시켜 줌으로써 유연성을 증대시키는 과정이 포함되어 있다. 나는 중간에 라운드가 지연되면 근육을 신장시켜 줌으로써 이들 부위가 굳어지는 것을 방지한다. 목표는 라운드 내내 동작을 매끄럽게 유지해 가는 것이다. 나는 연습하는 동안 모든 근육을 강화하긴 하지만, 특히 스윙에 연료를 공급하는 큰 근육, 즉 넓적다리 근육, 허리 상부 근육, 가슴 근육 등을 강화하려 하고 있다." 우즈의 말이다.

한때 그의 막강한 경쟁자였던 필 미켈슨은 시즌 전반에는 좋은 경기력으로 우즈를 견제하다가도 시즌 후반에 가면 번번이 무너지며 한동안 우즈의 명성에 가려졌다. 그러나 2021년에는 시즌 초반 시니어 투어에 뛸 52세의 나이임에도 불구하고 PGA 챔피언십에서 우승했다. 필 미켈슨이 우승하리라고 점친 도박사는 한 명도 없었고 그를 좋아하는 많은 골퍼들도 놀라워했다. 우승 후 인터뷰를 하며, "떨어지는 비거리 체력을 커버하기 위해 드라이버의 샤프트 길이를 좀 늘리고 체력 훈련을 많이 늘렸으며 최고의 영양학자에게 배운 다이어트를 실천한 것이 이번 우승의 비결"이라고 밝혔다. 필 미켈슨이 언급했던 다이어트 레시피는 의사로서 의문점이 많지만 한번 시도해 보고픈 레시피이다.

얼마 전 독일의 과학자들이 연구한 '1만 시간의 법칙'도 이와 상통하는데, 세계적 베스트셀러 『티핑포인트』의 작가 말콤 글래드웰은 그의 저서에서 이 법칙에 대해 설명하였다. 1990년대 초 앤더스 에릭슨이란 심리학자는 독일 베를린의 한 명문 음악학교 바이올린 전공 학생들을 놓고 재능과 노력에 대해 실험했다. 그는 이들을 세 그룹으로 나눴다. 첫 번째는 뛰어난 연주가로 대성할 만한 최우수 그룹, 다음은 그저 괜찮은 수준, 마지막은 직업적 음악가가 될 수 없는, 처지는 학생들이었다. 통상 음악은 어느 예술보다도 타고난 재능이 중요한 분야로 통한다.

그러나 파헤쳐 보니 예기치 못한 결과가 나왔다. 세 그룹 모두 5세쯤부터 바이올린을 시작, 몇 년간은 같은 시간 동안 연습을 했다. 반면 시간이 갈수록 차이가 벌어져 12~14세로 올라갈수록 그룹별 연습량이 크게 달랐다. 결국 최우수 그룹은 20세가 될 때까지 총 1만 시간, 보통 학생들은 8,000시간, 마지막 그룹은 4,000시간 정도 연습한 걸로 드러났다. 천부적 재능으로 판가름될 것 같은 음악계도 결국은 노력으로 실력이 바뀔 수 있다는 사실이 밝혀진 셈이다. 이것이 바로 '1만 시간의 법칙'이다.

타이거 우즈가 전성기 시절 우리에게 일깨워 준 것은 그가 단지 골프를 잘 쳐서가 아니라 '1만 시간의 법칙'을 신체의 메커니즘을 통해 스스로 보여 주었다는 점이다.

"나의 30대 전성기 시절 아무런 부상의 두려움 없이 무수한 러프를 공략할 수 있었다. 그 덕분에 내가 얻은 자신감은 말할 수 없었다. 지칠 줄 모르는 체력은 뛰어난 컨디션을 유지할 수 있게 한다. 골프는 집중력이 매우 중요해서 자신의 게임 수준을 한 단계 높이려면 체력을 강화하여 튼튼한 몸을 가꾸어야 한다. 나의 경우, 체력 단련의 효과를 톡톡히 보고 있으며, 이는 아마추어 골퍼들에게도 마찬가지로 큰 효과를 줄 것이다."라고 말하던 타이거 우즈도 30대 중 후반부터 몸이 무너지기 시작해 부상 병동 그 자체였다. 나이를 거스르는 무리한 운동을 하느님은 허용하지 않으시나 보다.

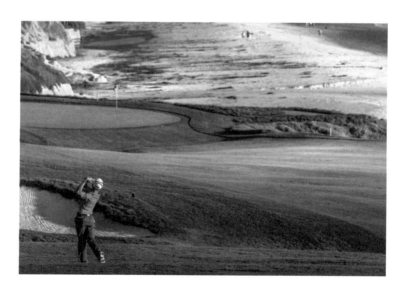

자기 능력의 최대치에 도달하려면,
체력을 최상으로 유지하려면,
운동을 즐기기 위한 놀이와 연습이 반드시 필요하다.

# 스윙 파워를 늘리는 '골프 근육'을 키워라

몸짱 골퍼들이 점점 늘고 있다.

골퍼로서 부상당하지 않고 건강하게 골프를 즐기면서 실력을 향상시키려면 그에 맞는 골퍼의 몸을 만들어야 한다. 즉 스윙 파워를 늘리는 '골프 근육'을 키워야 한다는 얘기다.

철저히 원 사이드 방향의 반복 동작에서 비롯되는 크고 작은 골프 통증을 예방하고, 좋은 스코어를 얻기 위해서는 좋은 체력을 만드는 것이 가장 중요하다.

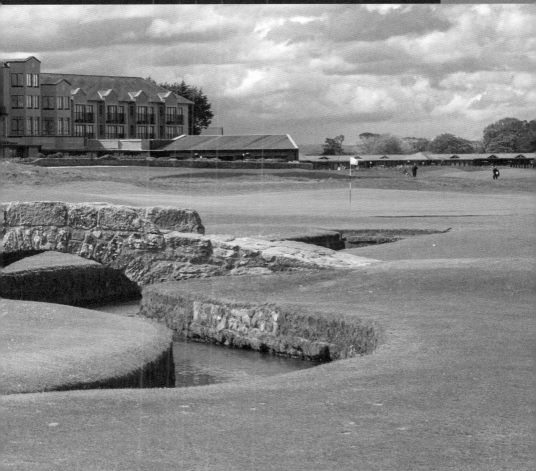

# 이런 골퍼들,
# 얼마 못 가서 골프를 그만둔다

chapter

2

자신을 향한 달리기, 이제 달리기는 그 자체가 목표가 되었다.
운동 노력과 내적인 평온. 나는 이런 매일의 체험을 절대로 놓치고 싶지 않았고,
앞으로도 그러할 것이다. 배가 불룩한 엄청난 몸무게를 짊어지고
맛있는 것만 찾아다녔던 나의 과거는 이제 영원히 사라졌다.

_요쉬카 피셔

*Eighteen Holes,*
*Many Years Younger*

# 3장

# 뻑뻑한 몸으로
# 시원한 스윙을 하겠다고?

아마추어 골퍼들은 일정한 샷을 구사하는 프로 골퍼보다
스윙할 때 척추에 더 많은 압력을 받는다.

## 1년에 3만 번을 스윙하면
## 팔꿈치가 남아날까?

중소기업을 운영하는 40대 후반의 골퍼가 진료실에서 뭔가 말 못
할 사연이라도 있는지 수심이 가득했다. 사연인즉, 사업을 하는
동안 몸 관리를 하지 않았고, 밤낮없이 열심히 일한 결과로 사업
이 자리를 잡게 되었다. 이제, 아내가 골프채를 선물하며 가족들
의 권유로 건강 챙기기 골프를 시작하게 되었다 한다.

처음 며칠 동안 온몸이 아파 고생했으나 2주일 정도 지나자 몸
도 덜 아프고 제법 공이 앞으로 나가면서 골프 하는 재미가 쏠쏠

했다. 매일 한 시간 정도 쉬지 않고 공을 쳤다. 그런데 연습을 시작한 지 한 달쯤 되자 왼쪽 팔꿈치 바깥쪽이 욱신거리기 시작하더니 칫솔질도 힘들고 문고리를 돌리기도 힘들고 운전 중 핸들꺾기도 힘들 만큼 통증이 심해졌다.

레슨 코치에게 통증을 호소하니 누구나 골프를 처음 배울 때 다 겪는 증상이니 시간이 지나면 좋아질 것이라고 해서 열심히 공을 쳤다. 시간이 지날수록 통증은 점점 심해지는데 친구들이 골프 엘보라 하며 주사를 맞으란다. 집 근처 병원에 가서 아픈 부위에 주사를 맞고 며칠 물리 치료를 했더니 통증이 사라졌다. 그 후 친구들과 다시 감격의 통증 해방 라운딩도 했고, 캐디와 친구들이 연습만 조금 더하면 아주 좋은 골퍼가 될 것이라고 칭찬한다. 그래서 연습량도 늘리고 공도 더욱 열심히 쳤더니 결국 다시 통증이 오고 아예 채를 들 수도 없게 되었다.

이 환자는 겨울철에 준비 운동도 없이 쉬지 않고 매일 공을 치다가 힘줄에 무리를 주어 골프 엘보가 생긴 것이다. 골프 엘보의 가장 큰 원인은 '과사용 증후군overuse syndrome'이다. 즉 단시간에 자신의 능력보다 무리한 운동을 하여 팔꿈치 근육과 힘줄이 손상된 것이다. 특히 다른 운동과 달리 골프는 똑같은 스윙의 반복이며 제한된 시간 내에서 한 시간에 200여 개의 공을 쉴 틈 없이 치게 된다.

의학적으로, 골프 엘보는 오른손잡이의 경우 오른쪽 내측 상과염을 뜻한다. 그러나 실제로는 팔꿈치 안쪽보다 왼쪽 팔꿈치에 톡 튀어나온 뼈 근처의 힘줄 손상인 외상과염이 훨씬 많다.

원인은 운동 또는 충격으로 인해 공 진행 방향aiming side의 튀어나온 뼈에 붙은 근육의 힘줄tendon의 손상 때문이다. 우리 몸에 골프로 인한 손상 중 가장 많이 발생하는 것이 건초염, 즉 힘줄에 염증이 생기거나 찢어지는 부상이다. 건초염은 팔꿈치 바깥쪽과 안쪽에 흔히 발생한다. 남녀 핸디캡 여부에 따라 건초염의 발생 위치가 다르다는 의학적 논문도 발표되었다.

보통 마니아층 주말 골퍼라면 1년 중 10개월 정도 골프를 친다. 한 달에 두 번은 필드에서, 주 2회 연습장에서 공을 친다고 보면, 1년에 약 3만 번의 스윙을 하는 셈이다. 이런 스트레스가 팔꿈치 안쪽과 바깥쪽에 가장 많이 집중된다고 보면 정상인 것이 이상할 정도이다. 그렇다면 골프 엘보를 초래할 수 있는 골프 환경을 점검해 보자.


첫째, 골프 연습장의 매트를 들여다보라.

닳아서 거의 밑이 보일 정도의 매트에서 볼을 치면 채의 헤드가 볼을 치고 난 후 매트에 직접 닿기 때문에 그로 인한 충격이 손목을 통해 팔꿈치 바깥과 안쪽에 고스란히 전달된다. 이런 충격이 쌓이면 그곳에 붙어 있는 힘줄들이 피로하여 늘어나거나 부분 파열되어 골프 엘보가 생기는 것이다.

둘째, 잘못 알고 있는 위험한 스포츠의학 상식을 점검하라.

'운동에서 오는 통증은 운동으로 풀어라'는 말을 하는데, 이는 위험천만한 생각이다. 다시 말하지만 골프 엘보는 과사용 증후군의 대표적 질환이기 때문에 무조건 운동량부터 줄이고 안정을 취해야 한다.

셋째, 골프 장비를 재정비하라.

골프채를 선택할 때 남의 이야기에 현혹되어선 안 된다. 근력과 상황에 따라 채를 골라야 한다. 근력이 강하지 않은 주말 골퍼라면 스틸 샤프트는 쓰지 않는 것이 좋다. 자신의 근력과 체격을 고려한 헤드 스피드를 재어 샤프트의 강도를 조절해야 한다.

주말 골퍼이고 시니어라면 'R' 강도의 샤프트면 충분하다. 프로들과 같이 스티프 샤프트나 더 강한 트리플 엑스같은 강한 채는 오히려 부상만 높이고 거리는 더 안 나가는 경우가 발생한다. 요사이

나오는 골프채들을 보면 헤드나 샤프트의 소재는 아주 싸구려 채가 아니라면 큰 차이가 없다고 본다. 하지만 골프채는 헤드의 소재보다도 샤프트의 소재나 균일함이 공의 구질을 결정하는데 중요하기 때문에 어떤 샤프트인가를 반드시 체크하는 것이 좋다.

또 한 가지는 채를 고를 때 선전에 현혹되거나 친구가 잘 맞는다고 나도 잘 맞는건 아니다. 분명히 자기에게 맞는 채는 따로 있다. 요새는 신체 조건에 따라 샤프트의 강도, 헤드의 모양, 웨이트 밸런스를 맞추어 주는 맞춤 골프채도 있다.


넷째, 국내 골프장의 잔디 상태를 확인하라.

외국에 가서 골프를 쳐 본 사람은 골프장의 잔디가 우리와 완전히 다르다는 것을 느꼈을 것이다. TV 골프 채널을 보면 프로 선수들이 볼을 치고 나서 한 주먹씩 떨어져 나간 잔디를 다시 가져다가 원래 상태로 보수한다. 최근엔 우리나라 골프장 잔디도 많이 개선되고 양잔디를 사용하는 경우도 있지만 잔디 사정이 다르기 때문에 자주 찍어 치면 거의 100% 골프 엘보가 발생한다.

# 아이언 샷을 찍어 친다면
## 손목 부상 1순위 환자

골프 관련 부상 중 프로들에게 가장 흔한 부상은 공이 나가는 목표 방향 쪽의 손목이다. 다시 말하면 오른손잡이의 경우 왼쪽 손목이다. 흔히 프로들이나 로우 핸디캐퍼들에게서 흔한데, 이유는 스윙이 잘못되어서가 아니라 점수를 유지하거나 경기력을 유지하기 위해 골프에 그만큼 많은 시간을 투자한 탓이다. 8자 스윙으로 유명한 미국의 골프 선수 짐 퓨릭Jim Furyk도 손목 부상으로 투어를 포기한 적이 있다.

이번 도쿄 올림픽의 남자팀 감독으로 참여하는 최경주 선수가 연습생 시절 하루에 몇 천 개의 공을 쳤고 샷의 감을 느끼기 위해 고무 매트 위에 공을 놓고 찍어 쳤다는 인터뷰 기사를 본 기억이 있다. 그때 골프 꿈나무 주니어 선수들이 모두 최경주의 훈련을 따라 하지 않을까 우려한 적이 있었다.

본래 최경주 선수는 어렸을 적에 역도를 했고 골격이 튼튼해 충격에 어느 정도 견딜 수 있었지만, 한참 자라는 주니어 선수들이 이런 훈련을 하면 90%는 몸이 망가질 것이라고 당시 신문사 기자에게 말한 적이 있다.

임팩트 시에 손으로 전달되는 힘은 1톤가량 된다. 거기에다 고무 바닥의 충격이 흡수되지 않고 고스란히 손목이나 팔꿈치에 지속적으로 충격이 전해지면 그 충격을 견뎌 내기가 힘들다. 그리고 백스핀을 치기 위해서는 땅을 찍어 쳐야 한다고 잘못 알려져 있지만 백스핀은 채가 공 밑을 얼마나 직각으로 빠르게 파고드는가에 달린 것이지 찍어 치는 것과는 상관이 없다.

병원에서 일반적으로 권하는 테니스 엘보나 골프 엘보 치료법을 살펴보자.

1. 쉰다.
2. 소염 진통제를 먹는다.
3. 물리 치료와 마사지를 한다.
4. 아픈 부위에 항염 작용을 하는 약제 중 하나인 스테로이드 호르몬을 주사한다.
5. 엘보 밴드를 착용한다.
6. 회복되지 않으면 수술을 권유한다.

치료 방안은 대개 이와 같다. 그러나 한참 골프의 맛에 빠져 있는 골퍼에게 6주간 쉬라는 진단을 내리면 못내 불만스러울 것이다.

그렇다면 아픈 부위에 국소적 스테로이드를 주사한다고? 스테로이드는 꼭 필요할 때 적절히 사용하면 그만한 약이 아직은 없다고 감히 말하지만, 오남용을 했을 때 걷잡을 수 없는 부작용이 생길 수 있는 약이기도 하다. 스테로이드 주사 후 이틀 정도 지나면 통증이 줄어들기 때문에 다 나은 것으로 착각한다.

하지만 이는 위험한 착각이다. 이런 상태로 다시 공을 치면 80~90% 정도 더 심하게 재발할 수 있다. 나를 찾아오는 엘보 환자 중에는 이미 이전에 스테로이드를 수차례 맞고 다양한 치료 후에도 낫질 않아 지인 소개로 오는 경우가 대부분이다. 지속적인 소염 진통제 역시 좋은 해결책은 아니다. 약 일주일 정도 짧은 기간 복용하는 것은 괜찮지만 장기간 복용은 몸을 망치는 지름길이다.

골프를 칠 때마다 엘보 밴드를 하면 좀 나을까? 골프가 얼마나 예민한 운동인가? 바지가 조금 작아도, 골프 장갑이 조금 느슨해도 신경이 쓰이는 판에 칠 때마다 팔뚝이 조이는 엘보 밴드를 착용하라고? 차라리 아파도 참고 말겠다. 그럼 최후의 대안인 수술은 어떨까? 지금껏 의학 통계상으로 볼 때 60% 이하의 성공률을 보인다. 그럼 어쩌란 말인가?

결국은 예방하는 수밖에 없다. 예방 방법은 충분한 스트레칭과 평소에 손목과 팔뚝 근육을 강화하는 운동을 해야 하며 올바른 연습 방법을 배우는 것이다. 그래도 골프 엘보가 발생한다면 골프의 메커니즘을 잘 아는 의사에게 가서 치료를 빨리 받는 것이 좋겠다.

좀 다른 이야기지만, 필자는 1998년 좋은 선진 의료 기술을 배워 오겠다고 다짐하며 미국 연수를 떠났다. 장기 방문 교수 자격으로 뉴욕의 NYU의학센터(베스이스라엘 병원) 병원에서 생소한 치료법을 경험했다.

외래에서 스포츠의학을 하는 교수가 'sugar jet'이라 하면서 많은 근골격계 만성 통증 환자들에게 주사를 하는 것이 아닌가? 그가 나에게 읽어 보라며 빌려준 책『Ligament and Tendon Relaxation Treated by Prolotherapy』를 인터넷으로 주문하여 받고는 이 치료법을 배워야겠다고 다짐했다. 당시 이 치료법 방면에 경험이 많은 시카고의 의사 로스 하우저Ross Hauser를 삼고초려로 만나 열흘간 그로부터 많은 것을 배웠다. 근골격계의 새로운 치료법을 알았다는 기쁨이 아주 컸던 기억이 난다.

그렇게 새로운 기술과 시술법을 배우고 돌아와 중앙대학교 필동 병원 재활의학과에 근무 중이었는데, 수술은 끝까지 안 하겠다는 80대 할머니께서 찾아오셨다. 같이 온 며느님에게 이런 새로운 치료 방법이 있으니 한번 시도해 보자고 말씀드렸고, 할머니는 맞을 때마다 조금씩 좋아지셔서 4회 주사 후엔 힘들어하셨던 계단도 안 아프게 오르내리신다며 감사를 표하셨다. 그런데 일주일 후에 큰 사건이 터져 버렸다.

SBS 기자였던 할머니의 아드님이 카메라까지 대동하여 외래로 말도 없이 찾아온 것이다. '못 걷던 어머니가 갑자기 잘 걸으신다. 이게 무슨 치료냐?'며 인터뷰를 해 갔는데, 이것이 이틀 후 8시 뉴스에 전국 방송을 타게 된 것이다.

다음 날 아침부터 병원이 난리가 났다. 병원의 모든 전화가 불통되었고 밀려오는 환자로 외래가 마비되었다. 긴급히 병원 관계자들과 논의하여 주말 외래를 급히 늘렸지만, 그때부터 진료를 받겠다고 예약된 초진 환자가 5년을 대기하는 웃지 못할 일이 발생하기도 했다. 지금 생각하면 기가 차지만, 그만큼 많은 환자들이 만족할 만한 치료 없이 지냈다는 반증이기도 했다.

지금도 여러 의료 기관에서 자가혈청주사(PRP), 충격파, 봉독주사, 한방에서의 뜸 치료, 심지어는 수기 치료 등 다양한 치료법이 시행되고 있으나, 나는 정확한 검사를 통하여 여러 가지 근골격계 통증에 프로로테라피를 치료의 한 방법으로 사용하고 있다.

힘줄의 부분 파열이 없이 염증으로 부어 있을 때는 한두 번 스테로이드를 사용하지만 힘줄의 파열이 보이거나 6개월 이상 만성인 경우는 프로로테라피를 통해 재발한 만성 골프 엘보에 90% 가까운 증상 호전을 얻어 이 내용을 논문으로 내었고, 완치된 골프 엘보 환자들에게서 많은 감사를 받았다.

프로로테라피란 손상된 인대, 힘줄 접합부에 증식제를 주입하여 손상된 조직의 재생을 촉진시키고 손상으로 인한 만성통증을 근본적으로 제거하는 주사 치료의 한 방법이다. 운동 중 부상을 당하면 뼈가 부러지기도 하지만 가장 취약한 부분 중 한 곳인 인대, 힘줄이 붓거나 파열되기도 한다. 스스로 치유할 수 있는 치유 방어 체계도 있으나 그냥 놔둘 경우 완전히 정상으로 돌아가기가 불가능하다는 것이 의학계의 정설이다.

이런 이유로 근골격계 만성통증의 원인 중 가장 흔한 인대, 힘줄 손상 부위에 증식제를 주사하여 인대와 힘줄을 건강하고 튼튼하게 재생할 수 있는 방법이 바로 프로로테라피이다. 프로로테라피 주사제는 근골격계 통증에 많이 쓰고 있는 일명 '뼈주사'로 알려진 스테로이드 제제가 아니기 때문에 주사 횟수를 제한 없이 할 수 있는 아주 안전한 약물이다. 주사 간격은 보통 2~3주에 한 번씩, 5~6회이며, 치료 기간이 석 달 정도 걸리니 인내심이 필요한 것을 제외하고는 안전하고 좋은 치료 방법 중 하나이다.

국내에서는 1999년 미국 장기 연수에서 돌아온 필자가 공식적으로 처음 중앙대학교병원 재활의학과에서 근골격계 통증에 프로로테라피를 시술하기 시작하였다. 20여 년 동안 만오천 건 정도 시술을 했고 다양한 근골격계 통증에 시술하였는데 환자의 90% 정도가 생활에 불편을 느끼지 못할 정도로 호전된 양상을 보였다. 이것은 학술논문으로도 발표되었고 이제는 많은 의사들이 이 방법을 사용하고 있다.

## 골프한 다음 날 온몸이 뻐근하다면 원인은 '지연된 통증'

모임에 나가면 이런 하소연들을 많이 듣는다. "예전엔 안 그랬는데 요새는 골프를 치고 돌아오는 차에서 졸려 깜빡깜빡 조는 일이 많아졌어요. 다음 날 상쾌하지도 않고 몸이 찌뿌드드하고……"

이처럼 골프장에 갔다 오면 다음 날 다리가 뻐근하고 허리가 아프다고 호소하는 사람들이 많다. 처음엔 남들도 다 겪는 일이겠거니 하고 대수롭지 않게 지나친다. 굳이 골프만이 아니라 헬스클럽에 등록하고 처음 운동한 다음 날 팔을 들어 올리지 못하든가, 회사 직원들의 단합을 위한 축구대회에서 열심히 뛴 다음 날 일어나지도 못하는 등 일상생활에서도 이러한 경우를 많이 경험해 봤을 것이다.

주말 라운딩은 즐겁게 했는데 다음 날 온몸이 뻐근하고 팔다리가 쑤시는 경우, 다음 날 온몸을 몽둥이로 두들겨 맞은 듯이 근육통이 며칠 가는 경우를 '지연된 통증'이라고 한다. 의학적으로 DOMSDelayed Onset Muscle Soreness라 한다.

이러한 통증을 느끼는 것은 자신의 근력이 약해져 있다는 증거인데, 근섬유muscle fiber에 미세한 파열이 생겼다는 신호이다. 치료는 약물치료나 주사요법이 아닌 평소 운동을 꾸준히 하는 것이다. 운동 전후에 스트레칭과 워밍업을 하는 것이 치료 방법이자 예방법이다.

골프가 다양한 부상을 초래할 수 있다는 사실은 이미 앞에서도 언급한 바 있다. 이처럼 부상이 발생하는 원인은 골프는 스윙할 때 순식간에 힘이 많이 들어가고, 반복적인 동작의 연속이기 때문이기도 하지만 또 다른 원인은 스윙과 스윙 사이에 골퍼가 크게 움직이지 않기 때문이기도 하다. 즉 한 라운드를 도는 동안 스윙 근육을 예열하는 시간이 없기 때문이기도 하다.

예를 들어 테니스와 같은 다른 스포츠들은 끊임없는 동작을 요하며, 이러한 끊임없는 동작은 근육이 항상 예열되어 있는, 즉 체온 상승으로 몸이 덥혀 있는 상태를 만들어 준다. 이는 부상을 줄이는 데 매우 좋은 신체적 상태다. 이와 달리 골프는 한 번 치고 다음 홀로 가서 치는 사이에 근육이 쉬고 있기 때문에 그사이에 근육의 긴장이 풀어져서 다음 샷을 할 때 몸에 무리를 줄 수밖에 없다.

좋은 컨디션이라 할지라도 플레이하기 전에 적절한 워밍업이나 예행연습이 이뤄지지 않으면 부상을 당할 위험성이 높아진다. 적절한 워밍업은 부상을 줄이는 데 필수이며, 골프에서 적절한 워밍업이란 티 오프tee off를 하기 전에 20개 정도의 볼을 치는 것인데, 큰 효과가 있다.

어떤 조사에 따르면, 불과 20% 미만의 골퍼만이 예행연습이나 워밍업을 하고, 이 중에서 그나마 제대로 된 워밍업을 하는 사람은 10% 미만인 것으로 나와 있다. 충분한 스트레칭과 워밍업이 없이 바로 골프를 시작할 경우 골퍼의 몸이 풀리고 제대로 리듬을 회복하는 시점은 4번 홀 이후라고 하니, 평소 스트레칭을 게을리 했다면 얼마나 부적절한 컨디션에서 티 오프를 하는지 알아야 한다.

20년 전쯤에 프로 시합의 갤러리로 참여한 적이 있다. 많은 선수들이 시합 전에 퍼팅 그린과 연습장에서 연습을 하고 있었는데, 별명이 '독사'인 당시 국내 톱 프로였던 최광수 선수가 연습장에 나타났다. 많은 사람들의 눈이 모두 그에게로 향했다. 독특한 폼으로 어떻게 그렇게 정확히 칠 수 있는지 모두들 숨죽여 그를 주시했다. 그런데 공을 치기는커녕 한 30여 분 동안 땀이 흐를 정도로 줄곧 스트레칭만 했다. 독사라는 별명이 어울릴 만큼 한 치의 흐트러짐 없이 철두철미한 그의 몸풀기 자세를 보고 새롭게 감동을 받았었다. 그는 자기 관리가 철저한 골퍼였다.

연습장에서 그리고 라운드 전후에 스트레칭은 어떻게 해야 하나? 스트레칭은 반동을 주어서 하는 것이 아니다. 국민체조와 같이 하나, 둘, 셋 하면서 관절을 움직이는 것이 아니고 관절이 최대로 움직일 수 있는 위치까지 최대한 근육을 이완시킨 상태에서 멈춘 후 최소한 10초 정도 그 자세를 유지해야 하며, 모든 스트레칭 동작은 좌우 교대로 2~3회를 반복해야 한다.

그리고 난 후 손목 관절, 손가락 관절, 목 관절, 허리 관절, 발목 관절을 충분히 회전시켜 관절의 유연성을 유지한 후에 연습장이나 필드에서 첫 샷을 시작해야 한다. 라운드 시에는 9홀을 돌고 난 후, 운동이 끝난 후 목욕탕에서도 하는 것이 좋다. 운동 후 스트레칭은 근육에 아주 좋은 효과를 주기 때문이다.

다음은 미국 PGA 프로 골퍼의 운동 자문을 하고 있는 닥터 월리엄 말론William J. Mallon의 주말 골퍼를 위한 운동법이다.

비시즌 중 (겨울철)

- 매일 스트레칭과 유연성 운동을 15분 정도 한다.
- 주 3~4회 20~30분 정도 에어로빅 운동을 한다.

  (조깅, 빠르게 걷기, 자전거 타기 등)
- 주 1~2회 근력 강화 운동을 30분씩 실시한다.
- 주 2~3회 공 60개 정도를 30분에 걸쳐 천천히 치도록 한다.

  (날씨가 추울 때는 실내 연습장에서 하는 것이 좋다)
- 주 2~3회 30분 정도 집 안에서 퍼팅 연습을 한다.


시즌 중

- 매일 스트레칭과 유연성 운동을 15분 정도 한다.
- 주 2~3회 20~30분 정도 에어로빅 운동을 한다.
- 주 1~2회 20분 정도 근력 강화 운동을 한다.
- 주 2~3회 1시간 정도의 시간을 갖고 공을 100개 정도 치는 연습을 한다.

  (최소한 100야드의 거리를 가진 야외 연습장에서 하는 것이 좋으며 무조건 공을 치지 말고 공의 방향과 낙하지점을 정하고 연습한다)
- 주 3~4회 30분 정도 퍼팅 연습을 한다.

미국과 우리나라의 사정이 다르기에 그대로 실행하기는 쉽진 않을 것이다. 그렇지만 부상 없는 아마추어 로우 핸디캐퍼가 되기 위해서는 위 수칙을 기억하고 실천해 봐야 한다.


# 회전력에 취약한 허리,
# 최소한 이것만은 피해라

우리 몸의 척추, 특히 허리는 구부리고 펴는 데에는 어느 정도 저항할 수 있는 여력이 있으나 회전력에는 취약하다. 미국 PGA와 LPGA의 통계를 보면 선수들 중 약 30%가 투어 중 한 번 이상 요통으로 시합에 결장한 기록이 있으며 시니어 투어 선수들의 반은 만성 요통을 갖고 있는 것으로 밝혀졌다.

연습장에서 쉼 없이 샷 연습에 주력하거나 스윙이 잘못된 초보 골퍼들은 대개 허리 통증을 호소한다. 골프 요통의 가장 큰 원인은 너무 많은 연습으로 인한 근육, 힘줄과 인대의 피로 현상에서 오는 과사용 증후군과 잘못된 스윙을 지속적으로 하는 경우이다. 이외 본인과 맞지 않는 클럽을 사용할 때도 허리 부상이 발생할 수 있다.

따라서 골프는 몸 전체의 근육을 강화하고 지구력 훈련을 평소 꾸준히 하지 않았거나 30초에 20회 이상 윗몸 일으키기를 못 하는 사람이라면 연습장에서 계속 구부리고 30분 이상 공을 쳐서는 안 된다. 허리가 자주 아픈 골퍼들은 복부 근육 과 옆구리 등근육을 튼튼히 하는데 특히 신경을 써야 한다.

척추전문의학잡지인 〈스파인SPINE〉이 골프와 같은 회전운동에서 복부 근육과 허리 근육의 근력과 지구력을 비교한 결과 복부 근육이 약한 사람들이 요통에 걸릴 확률이 높다는 결론을 제시하였다. 아프지 않을 때 허리와 복부 근육의 근력과 지구력을 길러 두어야 회전력에 취약한 허리 부상을 예방할 수 있다.

허리를 다치지 않고 건강하게 골프를 즐기기 위해 반드시 피해야 할 사항을 정리해 보면 다음과 같다.

첫째, 자신의 골프 능력을 알고 경쟁자로 삼은 골퍼를 이기기 위해 무리한 스윙을 하지 말라.

둘째, 유명 골퍼의 기술적인 테크닉이나 스킬 자세를 무작정 따라 하지 말라. 허리, 엉덩이, 대퇴부, 하지 근력을 키우면 허리에 무리를 주지 않으므로 평상시 반드시 근력을 키우는 운동이 중요하다. 스킬이나 테크닉은 그 다음이다.

셋째, 티샷을 할 때 뻣뻣하게 서서 하지 말라. 무릎은 약 15도 정도 구부리고 허리도 전방으로 15도에서 20도 정도 구부린 상태에서 부드럽게 친다는 감을 가지고 티샷을 마음속에 그려 보라.

넷째, 티 박스에서 공을 꽂을 때, 홀컵에서 공을 꺼낼 때에는 양 무릎을 편 채로 허리를 구부리지 말라.

다섯째, 자신의 비거리를 과신하지 말라.

여섯째, 시니어 골퍼들은 자신의 척추 상태를 한 번쯤 체크할 필요가 있다. 특히 검사시에 골다공증 소견이 발견된다면 다른 시니어보다 척추의 압박 골절 발생률이 높다.

일곱째, 준비 운동을 생략하고 티 박스에 들어서지 말라. 첫 홀의 첫 타는 긴장되고, 제1 타는 드라이버로 거리를 내야 하는 샷인 만큼 온 힘을 다해 풀스윙을 하게 된다. 그만큼 스트레칭 없는 제1 타는 위험하다.

여덟째, 다운스윙과 팔로스윙을 할 때 척추에 부담을 주는 스윙을 하지 말라. 다운스윙과 팔로스윙을 할 때는 손목과 상체를 이용하여 척추의 부담을 줄이도록 한다. 또 팔로스윙에서는 시니어의 경우 현대 골프에서 권하는 활이 휜 모양의 허리보다 좀 더 곧게 선 모양의 허리로 만들어야 하며 팔로를 하면서 우측 발을 좌측 발 쪽으로 끌어들이는 것도 척추의 부담을 줄이는 방법이다.

아홉째, 골프화나 골프채를 선택할 때 광고나 다른 사람의 말에 현혹되지 말라. 신발은 반드시 발에 잘 맞고 편안해야 하며 골프 채를 선택할 때도 브랜드에 집착하지 말고 몸에 맞는 샤프트 강도를 가진 채를 선택해야 한다. 또한 고압축 강도 볼을 사용하지 말고 자기에게 맞는 볼로 바꾸는 것도 근 골격계 부담을 줄인다.

만일 골프 연습 중이나 라운딩 도중에 요통이 발생하면 일단 스윙을 중지해야 한다. 그리고 앉아서 쉬는 동안 통증이 점점 약해지는지 잘 살펴보자. 급성기의 요통은 진단이 몹시 어렵기 때문에 요통 발생 직후 디스크 탈출이라든가 요추부 관절 이상이라든가, 근육 이상이라든가 하는 진단을 내리기 어렵다. 하지만 이틀 정도 쉰 후 통증의 양상을 보면 대개 70~80%는 진단이 가능하다.

진단 결과 근육이나 인대 등 연조직이 손상되어 허리 통증이 발병한 경우에는 약 4~6주 정도 치유 기간이 걸린다. 만약 신경을 건드려서 생긴 방사통의 경우에는 회복하는 데 더 오랜 시간이 걸린다. 신경조직은 다른 조직보다도 회복력이 늦기 때문에 회복 시간이 오래 걸리고 영구적으로 손상될 수도 있기 때문이다.

여느 다른 부상보다도 골프로 인한 요통은 재발하는 경우가 많다. 대개 요통을 치료하는 회복기간 중 허리가 아프지 않으니 다나은 줄 알고 다시 골프채를 잡고 무리하게 골프를 치기 때문이다. 손상되기 전의 상태로 되돌릴 수 있는 재활치료를 거른 채 말이다.

특히 초보 골퍼나 이제 막 골프 맛에 빠진 골퍼들이라면 누구나 예외일 수 없으니 귀담아 듣기 바란다.

2000년 무렵, 타이거 우즈의 300야드가 넘는 드라이버 샷을 보고 누구나 그 멋진 폼과 박력에 압도되었다. 이젠 국내 남자 프로 선수들도 멋진 스윙 폼으로 300야드 가까이 골프공을 날리는 것을 보면 탄성이 저절로 나온다. 그러나 장타에 대한 욕심으로 힘껏 스윙하느라 하체나 상체에 힘이 들어간다든지, 헤드 스피드를 높이기 위해 허리를 무리하게 회전하면 볼은 빗맞고 거리는 오히려 줄어들 뿐만 아니라 허리에 부담이 간다는 사실을 명심하자. 가능하다면 볼을 몸의 중심에 가까이 놓고 치자. 멀리 놓고 칠수록 원심력의 중심점 반경이 넓어지므로 더 많은 힘이 들어간다.

또한 우리나라는 다른 나라에 비해 유난히 척추 수술을 너무 쉽게 결정하고 시행하는 경향이 있다. 척추 수술을 가볍게 생각하지 말고 적어도 두 명의 전문의에게 반드시 자문을 구하고 결정해야 한다. 수술 후 증상이 개선되지 않는, 의학 용어로 실패된 허리 failed back syndrome가 되면 이후 골퍼의 인생은 처참해진다.

# 왜 샷이 일관성이 없는 골퍼일수록
# 허리가 위험할까?

연습장에 가 보면 레슨 프로들은 자기의 스윙을 보여 주고 그대로 따라 하게 한다. 즉 나이와 상관없이 자기와 똑같은 스윙을 하도록 가르치는 일이 많았다. 하지만 체격 조건이 다르고 나이가 다른데 기계가 아닌 이상 어떻게 똑같은 스윙을 할 수 있겠는가?

누구나 골프를 시작하면 좀 더 멀리, 좀 더 정확히 공을 날리고 싶은 욕심이 있다. 1990년대 초, 신진 골퍼들에게 바비 존스, 월터 하겐이 치는 클래식 스윙이 아닌 바디 턴 스윙 같은 모던 스윙이 유행이 되었다. 하지만 이런 모던 스윙은 골퍼들에게 더 많은 신체적 부담을 안겨 주었다. 스윙은 시대가 변화함에 따라 자세도 변화되었으며 정확도도 좋아진 것이 사실이나 월터 하겐이나 바비 존스의 클래식 스윙은 상체를 길고 높게 또한 골반부의 회전이 많은 것이 특징이고, 최근의 스윙은 든든한 하체를 바탕으로 양발 사용foot action을 최소화하고 허리와 상체를 최대한 꼬아 푸는 것이 유행이다X factor body turn swing.

최근의 골프 스윙은 요추부와 골반부에 과거의 스윙보다 많은 스트레스를 준다. 이러한 스윙 자세는 골프의학 전문의로서 모두에게 맞지 않다고 충고하고 싶다. 특히 평상시에도 허리가 약하거나 요통을 가지고 있는 중년 골퍼라면 반드시 피해야 한다.

그렇다면 골퍼들은 왜 허리를 다치기 쉬울까? 최근의 스윙은 백스윙의 정점에 허리의 뒤틀림이 가장 많고, 다운스윙 시 척추체의 심한 회전으로 요추부에 부담을 주기 때문이다. 골프의 스윙이 허리에 받는 압력의 양상은 크게 네 가지로 구분된다.

세 가지는 측면에서 받는 압력이며, 한 가지는 회전으로 인한 압력이다. 측면 압력은 척추의 수직 방향으로 척추가 꼬이면서 받게 되는데, 5번 아이언을 가지고 스윙을 하면서 요추부 3~4번에 전달되는 힘을 4명의 PGA 프로 골퍼와 4명의 아마추어(핸디 16)에 대해 연구 비교한 실험 사례가 발표되었다. 프로 선수들보다 아마추어 선수들이 척추에 전달되는 힘이 더 많다는 것과 편차가 심하다는 사실을 발견했다. 즉 샷의 일관성이 없는 아마추어 골퍼가 스윙이 다양하다는 것을 반증하는 결과다.

반면 프로 선수들에게는 거의 비슷한 백스윙 패턴과 편차가 많지 않다는 사실을 발견했다. 이런 사실은 아마추어 골퍼들은 일정한 샷을 구사하는 프로 골퍼보다 스윙할 때 척추에 더 많은 압력이 전달되어 허리가 손상되기 쉽다는 것을 잘 보여 주는 사례라 하겠다.

평균적으로 골프 연습장에서 주 3회, 한 시간씩 스윙 연습을 하는 사람이 평소 일상생활에서 허리에 약간의 불편을 느낀다면 스윙 자세가 잘못된 것인지, 요추부와 골반부에 이상이 있는 것인지를 의사와 상의해 볼 필요가 있다.

특히 아마추어의 경우 스윙의 메커니즘이 좋지 않은 것이 허리 통증의 또 다른 원인으로 밝혀졌다. 즉 프로들은 비교적 정확한 스윙 역학에 의해 공을 일정하게 치지만 아마추어는 프로와 같은 정확한 메커니즘으로 스윙을 하기가 쉽지 않기 때문이다.

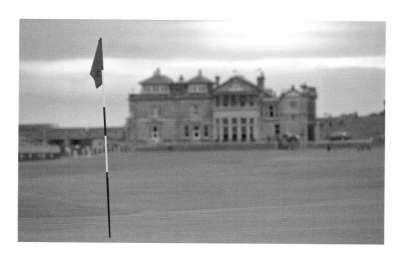

대부분의 골퍼들은 최악의 상황을 대비한다.
하지만 최고의 골퍼들은 성공을 준비한다.

밥 토스키

# 당신에게 맞는 최적의 스윙 템포를 익혀라

우리는 대개 골프한 다음 날 여기저기 몸이 쑤시고 결리는 것을 당연하게 생각한다. 그러나 이는 잘못된 골프 습관 때문이다.

프로 골퍼의 경우 비교적 정확하고 올바른 스윙을 하면 라운드 후 초보 골퍼처럼 통증을 하소연하지 않는다. 이는 건강상태나 테크닉의 문제가 아니다. 프로 골퍼에 비해 아마추어 골퍼들은 나쁜 자세가 몸에 밴 스윙을 하기 때문에 골프를 한 다음 날은 힘든 것이다. 골프로부터 내 몸을 보호하려면 어떻게 하면 좋을까?

- 대부분의 골프 통증은 '과사용 증후군', 즉 짧은 시간에 자기 능력 이상의 운동을 많이 했기 때문이다.
- 아이언 샷을 찍어 치지 말라. 임팩트 때 손으로 전달되는 힘은 1톤가량 된다. 이는 골프 엘보로 가는 지름길이다.
- 골프한 다음 날 온몸이 뻐근하면 근섬유에 미세한 파열이 생긴 것이다. 이는 자신의 근력이 약해져 있다는 증거이므로 평소 운동을 꾸준히 하자.
- 배가 나온 사람이라면 골프 요통에 걸리기 쉽다. 복부 근육을 키우고 뱃살을 빼자.

당신은 성공한 선수들의 자세와 근력 운동을 배울 필요가 있다.

효과적으로 활동할 수 있는 프로그램은 훈련의 균형을 요구한다.

우리가 운동을 시작한 지 일주일이 됐든

평생 운동선수로서 살아왔든 실력을 키우는 방법은 4가지 요소로 압축된다.

운동의 종류, 강도, 지속시간, 빈도다. 어떤 종류의 훈련을

얼마나 세게 오래 그리고 얼마나 자주 할지 최적의 조합을 찾아야 한다.

_존 빙햄

*Eighteen Holes,*
*Many Years Younger*

# 4장

# 당장 바꾸어야 할
# 골프 습관들

골프란 클럽을 휘두르는 것이지
몸을 휘두르는 운동이 아니다.
_ 데이비드 리드베터

## 목을 앞으로 빼고 스윙하면
## 목, 등뼈를 다치기 쉽다

골프를 배우다 보면 '머리를 고정시켜라. 머리가 고정되지 않아서 슬라이스 볼이 난다. 임팩트 후 공을 보지 말고 티를 계속 보고 있어라. 임팩트 후 좌측 상지를 잡아당기지 말고 앞으로 던지는 듯한 감을 가져라'는 말을 자주 들었을 것이다. 이 말들은 모든 프로가 완벽한 스윙을 하기 위한 기술적 테크닉이다.

역설적이지만 이런 자세는 경추부와 흉추부에 많은 부담을 주는 자세이다. 해부학적으로 보면 경추부는 상체를 고정시키고 좌우로 회전하는 각도가 70도 이상이 되지 않는다. 하지만 스윙할 때 머리를 고정시키고 우측 어깨가 몸의 중심에서 90도 이상 회전하면 경추부와 흉추부의 접합부(목을 구부리면 톡 튀어나오는 뼈마디)가 받는 부담은 말할 수 없이 커지게 된다.

몸이 유연한 주니어나 20대의 청년이라면 어느 정도 적응할 수도 있으나 50대 이상의 골퍼들에게 이런 스윙은 몸에 무리를 준다. 다시 말하지만 우리는 프로가 아니다. 또한 세계 유명 프로 골퍼처럼 완벽한 폼을 가지고 칠 수도 없다. 가장 이상적인 스윙 자세를 보여 주는 세계 최고의 프로 골퍼들도 등의 통증으로 고생하고 있다는 사실은 이미 잘 알려져 있다.

아마추어 골퍼가 골프 자체를 즐기려면 몸에 부담을 주어서는 안 된다. 싱글 골퍼가 되는 것은 모든 골퍼의 꿈이기도 하지만 싱글을 유지하려면 1주에 2회 이상은 골프장에 가야 한다는 말이 있다. 골프의 로우 핸디를 유지한다는 것은 그만큼 많은 시간과 노력이 필요하다는 얘기이다.

1990년대 초반에 US 오픈에서 독일의 세계적 선수인 버나드 랑거가 시합 중 갑자기 경부통(목 뒤가 아파 목을 움직일 수 없는 상태)으로 스윙을 전혀 할 수 없어 시합을 중도에 포기하고 운동재활센터에서 물리 치료와 운동 치료로 회복한 후 다음 시합에 참가했던 적이 있다. 한때 우리나라 박지은 선수와 박세리 선수도 급성 경부통으로 시합을 포기한 적이 있다.

당시의 정황으로 판단해 보건대 버나드 랑거, 박지은, 박세리 선수 모두 급성 경추 부위의 근육 통증인 근막통증후군이거나, 관절이 삐끗하여 경추부가 뻣뻣해지는 경추부 염좌일 가능성이 높다. 골프로 인한 경부통은 요통만큼 많지는 않지만 골프 스윙을 전혀 할 수 없을 만큼 매우 고통스럽다.

골프 후 경추부 통증이 생겼을 경우에 반드시 의사에게 진찰을 받아야 하는 증상으로는 백스윙이나 팔로 스윙 시 목 뒤쪽이 당기면서 손가락 쪽으로 전기가 오는 듯한 이상 감각이 반복될 때, 어드레스 시에 목을 움직이면 손의 감각이 이상해지는 경우, 그립을 잡았을 때 예전과 같이 힘을 줄 수 없는 경우, 지속적으로 근육의 한 부위에 압통이 있는 경우다. 이때는 반드시 재활의학과 또는 척추전문의와 상의하여 정확한 진단을 받아야 한다.

골프로 인해 목등뼈 통증이 생기는 경우는 경추부에 부담을 주는 나쁜 자세를 반복하기 때문이다. 그러므로 볼을 치면서 스스로 목등뼈에 무리가 가지 않는 자세를 찾아 몸이 기억해야 한다. 또한 척추는 모두 연결되어 있기 때문에 경추부만 교정해서는 안 되며 척추체 모두가 이상적인 자리를 찾을 수 있도록 전체 척추의 상황을 고려하여 치료해야 한다.

스윙을 할 때 앞으로 목을 빼고 하면 경추부에 자극을 주게 되므로 주위 근육에 지속적인 부담을 주게 된다. 즉 경추 주위 조직인 척추후 관절, 디스크, 인대 및 근육의 이상을 초래하는 것이다. 처음에는 잘 모르겠지만, 나쁜 자세의 스윙이 굳어지면 상당 기간이 지나 검사를 해 보면 운동을 하지 않은 사람보다 경추부의 퇴행성 골극spur이 생기거나 주위 인대가 이완된 것을 발견하게 된다. 심지어 디스크나 관절이 파괴되는 심각한 경우도 종종 있다.

경추부 통증을 어느 정도 방지하려면 박인비 선수와 같이 팔로 스윙 시에 상체가 돌아가면서 목을 고정시키지 않고 약간은 같이 돌아가는 스윙도 좋을 것이다.

## 손가락이 이상하다? '방아쇠 수지증'

처음에 골프를 배우는 사람은 여기저기 몸이 쑤시는 데가 많다. 평상시에 쓰지도 않던 잠자는 근육들을 불시에 깨워 골프랍시고 채를 막 휘두르니 처음 하루 이틀은 일어나지도 못할 지경이다. 이런 정도쯤이야 귀여운 엄살이라 눈감아 봐준다 치자. 이제 비거리 욕심과 함께 골프 재미에 흠뻑 빠져 있을 즈음에도 크고 작은 통증이 계속된다. 혹독한 골프 신고식을 치른다고 하겠다.

'방아쇠 수지증trigger finger'이란 질환이 있다. 다른 부상에 비해 통증이 그다지 없고, 단지 그립을 쥐는 손의 손가락을 마음대로 움직일 수 없다. 이유는 그립을 너무 꽉 잡은 상태에서 쉬지 않고 오랫동안 연습을 하기 때문이다.

진료실을 찾은 환자에게 어떻게 불편한지 물어보면 저마다 증상이 다양하다.

"방아깨비가 다리를 구부리며 걷듯이 손가락이 제멋대로 움직여요."

"총의 방아쇠를 당긴 것처럼 걸리는 느낌을 받으면서 갑자기 손가락이 꺾여요."

"손가락이 구부러진 상태에서 펼 수가 없어요."

"손가락 마디에 콩알 같은 것이 잡히는데 누르면 아파요. 그리고 손가락이 잘 안 움직여요."

이런 현상을 의학적으로 '방아쇠 수지증'이라고 하는데, 이는 손가락을 움직이는 힘줄에 염증이 생겨서 유발되는 증상들이다. 힘줄에 염증이 생기면 그 부위가 붓기 시작하면서 힘줄이 지나가는 관으로 부드럽게 지나다니지 못하기 때문이다. 처음에는 통증이 심하지 않기 때문에 골프를 시작하면 다 그렇겠지 하고 방치해 두는 경우가 많다. 그러다 어느 날 아침에 일어나면 손가락이 붓고 움직이지 않아 그때서야 놀라 병원으로 달려온다.

초보 골퍼들에게 많이 발생하는 것으로 보아 아마도 힘줄이 단련되지 않은 상태에서 갑자기 많은 힘을 주면 염증으로 붓는 일이 누적되면서 생긴다고 볼 수 있다. 방치하면 콩알 같은 결절이 생기기도 해 수술해야 하는 경우도 있다. 치료 방법은 우선 소염진통제를 먹으면서 힘줄이 쉴 수 있도록 그립을 잡지 않아야 한다.

완치 후 재발하지 않도록 힘줄을 강화하고 단련시킬 필요가 있는데, 손의 악력을 키우는 게 최고의 방법이다. 악력을 증가시키기 위해서는 평소 주머니에 연식 정구공을 넣고 다니면서 시간이 날 때마다 주물럭거리는 방법이 효과적이다. 또 볼을 칠 때는 손에 조금 끼는 듯한 얇은 양피 장갑을 끼면 그립과 손의 밀착도가 좋아 정확하게 볼을 칠 수 있다.

한 아마추어 골퍼가 손가락에 테이프를 감는 것에 대해 상의해 온 적이 있다. 손가락마다 반창고를 단단히 2~3겹 두르고 골프채를 잡으면 편할 뿐 아니라 관절이 긴장돼 골프채를 단단하게 잡을 수 있고, 당연히 파워가 증가하는 것 같다고 한다. 그러나 손가락의 혈액 순환이 잘 되지 않는지 연습을 오래 하면 찌릿한 감이 오

면서 감각이 조금씩 무뎌지더란다. 그런데 방송을 보면 타이거 우
즈뿐 아니라 많은 선수들이 손가락에 테이프를 감고 볼을 치는 것
을 볼 수 있는데 이렇게 손가락에 반창고를 감는 것이 좋은 방법
인지 자문을 구하였다. 필자는 완강하게 '아니다'라고 말했다.

반창고로 손가락을 강하게 감으면 혈액 순환을 억제해서 오히
려 조직에 손상을 줄 수 있다. 반창고를 단단히 감고 그립을 쥐었
을 때 손가락 색깔이 변하고 찌릿하면서 감각이 떨어질 정도라면
조직이 손상받고 있음을 알려 주는 경고 사인이라고 봐야 한다.

배구 선수나 농구 선수들이 손가락에 반창고를 감는 것은 손가
락의 관절을 보호하기 위한 조치이지 손의 파워를 내기 위한 목적
이 아니며, 골퍼들이 손가락에 반창고를 감는 것은 굳은살로 인한
통증을 감소하는 목적이거나 더 이상의 굳은살을 예방하기 위한
차원이다. 단지 그립을 단단히 잡고자 반창고를 감는 것은 아니라
는 말이다. 왼손으로 그립을 단단히 쥐면 볼을 정확하게 맞추고
거리를 낼 수 있지만 반창고를 감는다고 해서 그립을 더 단단히
쥘 수 있다는 것은 아니다. 오히려 손가락 조직이 다칠 수 있다.

# 마른 사람이라면
# 늑골 골절을 조심하라

한번은 옆구리가 결린다며 찾아온 아마추어 골퍼가 있었다. "어제 연습장에서 열심히 공을 때렸는데요. 오늘 아침부터 기침만 하면 옆구리가 결리고 쑤셔요. 근육통이 생긴 모양이에요." 가슴 사진을 찍은 검사 결과 갈비뼈의 선상골절이다. 갈비뼈가 부러졌다고 답하자 "예? 부러지다니요? 넘어진 것도 아니고 누구랑 싸운 것도 아니고 단지 연습장에서 볼 친 것밖에 없는데……." 하고 매우 놀란다. 그렇다. 골프 스윙만으로도 갈비뼈가 부러질 수 있다. 의학적으로 '늑골의 스트레스 골절stress fracture of rib'이라 부른다.

미국 스포츠의학회에 발표된 논문을 보면 축구, 농구, 배구, 테니스 등 일반인들이 많이 즐기는 운동 19가지 중 골프로 인한 늑골의 스트레스 골절은 5위에 랭크될 만큼 상당히 많은 비율로 빈번하다.

스포츠의학자들이 원인을 찾아내기 위해 설문조사를 실시한 결과, 골프 스윙 시 몸통이 꼬이면서 발생하는 회전력이 갈비뼈에 스트레스를 주어 선상 골절이 발생하는 것임을 밝혀냈다. 이처럼 갈비뼈에 작용하는 압박이 많아지는 이유는 연습 전 스트레칭을 잘 하지 않은 경우, 그리고 잘못된 스윙 테크닉, 너무 무리하게 연습한 경우라고 본다.

좌우측에 12개씩 있는 늑골 중 골퍼들이 많이 골절되는 부위는 가운데, 즉 5, 6, 7번의 늑골인 경우가 많고 좌우의 골절 빈도 차이는 크지 않으나 목표 방향의 늑골 부위 골절이 약간 많은 것으로 밝혀졌다.

목표 방향에 있는 늑골의 골절은 주로 늑골을 싸고 있는 근육, 즉 세라투스serratus 근육의 근력이 약한 경우이거나, 지나치게 많은 공을 치다 보니 이 부위의 근육에 피로가 쌓여 늑골의 보호작용을 방해하기 때문에 일어나는 경우가 많다. 그리고 목표 방향의 반대편 늑골 골절은 아이언을 찍어 치는 경우 그 충격으로 발생하는 경우가 많다.

그리고 체형을 보면 마른 사람의 경우 근육이 완충작용을 못해 늑골 골절이 더 빈번하게 일어난다. 그렇다면, 마른 체격에 운동 전 스트레칭을 충분히 하지 않고, 아이언을 찍어 치며, 연습을 단시간 내 무리하게 하는 주말 골퍼들이라면 갈비뼈의 골절 가능성은 훨씬 높아진다는 결론이다.

늑골 골절 부상의 경우 특별한 처방전은 없다. 초기에 통증이 심하다면 진통소염제에 근육이완제를 복용해야 한다. 또 물리 치료를 받으면서 손상된 골절 부위의 통증이 가라앉고 잘 아물기를 기다리는 수밖에 없다. 늑골 골절을 경험한 사람은 누구보다도 스트레칭의 중요함을 절실히 느낀다. 클럽 하우스에 일찍 도착해서 열심히 스트레칭 하는 것은 기본! 평상시에도 시즌 중엔 주 한두 번 열심히 근력 운동을 하고 비시즌 중엔 좀 더 많이 해도 좋겠다.


## 잘못된 골프 신발이 '족저근막염'을 부른다

마라톤 영웅 황영조 선수가 월계관을 쓰고 트랙을 도는 모습을 더 이상 볼 수 없게 만든 것은 바로 '족저근막염'이다. 운동선수들 가운데는 족저근막염으로 고생하는 경우가 종종 있는데, 일전에는 프로대회에서 몇몇 프로들이 시합 후반에서 발바닥 통증을 겪고 있는 모습을 보았다. 프로들은 걸어서 시합을 해야 하니 지구력과 체력이 좋아야 한다. 특히 골프란 운동은 매우 섬세하고 집중력을 요하는 운동이라 몸에 조금이라도 이상이 있거나 불편하면 제대로 스윙을 할 수 없어 실력을 발휘하기가 어렵다.

필자에게 진료를 청한 국내기업의 한 CEO도 라운딩할 때 겪곤 하는 발바닥 통증 때문에 부킹을 할 때는 항상 카트를 이용할 수 있는 곳으로 예약한다고 한다. 그러나 카트를 타도 상황에 따라서는 걸어야 하기 때문에 라운딩 후반에 가면 무척 괴롭다고 한다. 아무래도 골프는 푸른 잔디 위 푹신함을 느껴 가며 약간의 숨참을 견디며 걸어야 제맛이고, 또 유산소 운동도 되는데 발이 아파서 걷는 것을 점점 피하게 된다고 하소연하는 사람들을 보면 참 안타깝다.

먼저 발에 대해 간단히 살펴보자. 인간의 발은 신이 만들어 놓은 매우 위대한 걸작이다. 최소 60년 이상 걸으면서 활동한다고 보면 평균 남성 몸무게인 70kg을 지탱하는 발은 상당히 많은 스트레스를 받을 수밖에 없다. 그럼에도 사람의 발은 무릎이나 척추보다 퇴행성 변화가 심하지 않다. 무릎과 허리가 아파 파스를 덕지덕지 붙인 나이 드신 어르신들도 발 통증으로 파스를 덕지덕지 붙인 것은 보기가 어렵다.

걸어 다닐 때 모든 체중의 압박을 견디는 것은 근골격의 최고 걸작으로 꼽히는 발의 뼈 구조 때문이다. 오묘하게 잘 배열된 수십 개의 뼈와 수십 톤의 무게를 흡수하는 아치 구조는 신의 위대한 섭리다. 하지만 골프 스윙 때 발의 압력 분포는 보통 때와 달라 발의 구조가 견뎌 내기 힘든 경우도 있다. 이를 무시하면 발 통증을 이기지 못해 골프를 포기하는 일도 발생한다.

골퍼들에게 특별한 외상 없이 발생하는 발 통증 중 흔한 것이

족저근막염, 아킬레스 건염 그리고 목표 방향의 반대측 엄지발가락 관절염이다. 이 세 가지가 발 통증의 반 이상을 차지한다. 골퍼들은 평지, 내리막, 오르막, 옆 경사, 뒷 경사 등 다양한 지면에서 반복해서 체중 이동을 하고 스윙을 하기 때문에 발이 받는 스트레스는 대단하다. 팔로스루follow through 때는 오른쪽 발뒤꿈치가 떨어지면서 엄지발가락에 주는 압력과 꺾이는 정도가 보통 걸음걸이 때 느낄 수 없는 많은 압박을 받는다.

골프에서는 흔한 발 통증 중 하나가 '족저근막염plantar fascitis'이다. 힘줄과 유사한 구조인 족저근막은 발바닥의 뒤꿈치에서 발가락까지 넓게 분포되어 있다. 발을 활이라고 생각하고, 족저근막이 활시위라고 가정하자. 여기서 발생되는 압력은 발로 하여금 밀게 하는 힘을 생기도록 해 주며, 걸을 때 발이 지나치게 안쪽으로 말려 들어가지 않도록 해 준다.

거의 75% 이상의 골퍼가 라운딩을 할 때 발이 말려드는 내전작용pronation을 겪는다. 이것은 발의 지지작용이 충분하지 못함을 의미하며, 대부분의 운동선수들이 선수 생활을 하는 동안 족저근막염을 앓을 수 있다는 것을 시사한다.

방사선 검사를 해 보면 족저근막염이 있는 골퍼들은 이른바 '뒤꿈치 가시'가 있는 경우가 많다. 이 경우에 근막 파열이 일어나기도 한다. 비정상적인 족궁arch이나, 이것을 지지해 주는 골프 신발이 부적절한 경우, 사이즈가 맞지 않는 신발이나 낡은 신발의 경우에도 이러한 자극의 원인이 될 수 있다. 그러므로 신발은 일 년에 한 번씩 교체하는 것이 좋다.

족저근막염은 라운딩 중에 그 증상이 발현되기보다는 아침에 일어났을 때 처음 증상을 느낀다. 잠자리에서 일어나 첫발을 디딜 때 발바닥이 칼로 베는 듯한 예리한 통증이 오기도 한다. 그러나 발바닥을 주무르고 마사지하면 서서히 풀린다. 처음에는 아픈 정도가 심하지 않으나 갈수록 심해지는데, 이는 수면시간 동안 발바닥의 근막이 충분히 이완되어 있지 않은 상태에서 아침에 바닥을 디디면 자극을 받기 때문이다.

이럴 경우에 할 수 있는 응급처방법은 먼저 휴식을 취하고, 발바닥에 얼음을 대는 것이다. 그리고 비스테로이드성 소염제를 복용하면 치료에 도움이 된다. 통증이 사라진 후에는 조심스럽게 아킬레스건을 신장시켜 유연성을 길러야 한다. 반복되는 통증이 있으면 이렇게 먼저 한번 해 보자. 타올 한 장과 얼린 캔커피 한 캔이면 발바닥 통증을 해결할 수 있다.

우선 차게 얼린 캔커피를 발바닥 밑에 놓고 약간 누르면서 3분 정도 앞뒤로 굴린다. 이후엔 타올로 발바닥 앞쪽을 감싸고 서서히 잡아당긴 후 종아리 근육과 발바닥이 팽팽해진 상태에서 20초 정도 멈춘다. 한 번에 3회를 반복하고, 이를 하루에 3~4회 한다. 또 발가락으로 타올을 집었다가 놓는 동작을 반복하라. 이는 발바닥 근육을 강화시키는 데 좋다. 이렇게 하다 보면 발바닥 통증이 눈 녹듯이 사라질 수 있다. 이래도 증상이 좋아지지 않는다면 진료를 받는 수밖에 없다.


## 샷을 칠 때마다 불안하다면 '입스'를 의심하라


'하수는 골프를 팔로 한다. 중간쯤 치는 사람은 골프를 다리로 한다. 고수는 팔과 다리와 허리를 다 쓰는 사람이다.' 골프를 하는 사람이면 수없이 들어 봤을 얘기다. 진짜 고수가 되려면 머리를 써야 한다는 말도 있다. 코스 전체를 잘 읽어 내고 코스 설계자의 의도까지 파악하면서 코스 매니지먼트를 잘해야 한다는 뜻이다. 그러나 고수 중 고수가 되려면 자기 자신의 마음을 잘 관리해야 한다는 말도 있다.

프로 골퍼 지망생이 평소에는 언더파를 쉽게 치다가 시합에만 나가면 죽을 쑨다든지, 음악도가 평소에는 잘하던 연주도 콩쿠르에만 나가면 엉망이 되는 경우가 종종 있다. 마찬가지로 프로 골퍼들에게도 시합의 승리를 위한 마지막 퍼팅에서 오는 긴장감은 매우 크다. 아마추어 골퍼들도 내기골프에서 퍼팅 시 미세하게 손이 떨리고 심장박동수가 빨라지는 것을 느끼기도 한다. 이와 같이 긴장감으로 퍼팅할 때 미세하게 떨리는 증상을 골프에서 '입스'라고 한다. 심지어는 드라이버를 치려 준비하면서 긴장감이 높아지며 OB가 나지 않을까 하는 기분이 엄습하면서 손이 떨리는 입스도 생길 수 있다.

입스의 정신적인 원인에 대해서 게리 와이렌Gary Wiren 박사는 "미스 퍼팅에 대한 두려움은 과거에 미스했던 퍼팅을 지나치게 의식하기 때문에 생긴다"고 말했다. 다시 말해서 잊을 것은 빨리 잊어야 하는데 그렇지 못하는 데서 비롯되는 것이다.

TV에서 미국 PGA 선수들도 마지막 라운드에서 많은 갤러리가 지켜보고 있는 가운데 1m도 안 되는 우승 퍼팅을 놓치고 안타까워하는 모습을 가끔 볼 수 있다. 과도한 긴장으로 손목 근육에 이상이 생겨 짧은 퍼팅을 놓치는 경우다.

세계적으로 유명한 미국 미네소타주의 메이오 클리닉 스포츠 의학센터에서는 지난 1997년에 재활의학과, 신경과, 내분비 내과

의사가 주도하는 가운데 스포츠 생리학자, 스포츠 심리학자, 동작 분석가, 물리 치료사 등 다양한 분야의 의사들과 박사들이 한 자리에 모여 입스에 관한 실험을 했다.

많은 돈을 걸고 퍼팅 시합을 하는 방식이었는데 핸디캡 12 이하의 골퍼 2,600여 명을 대상으로 조사한 결과 놀랍게도 거의 절반인 53%가 입스 증상이 나타났다. 증상으로는 몸이 굳는다든지, 손이 떨린다든지, 숨이 막히는 것 같고, 불안감이 엄습하는 등 다양했다.

한 앙케이트 조사에 의하면 아마추어의 경우 가장 심리적 압박감을 받는 순간은 첫 번째 홀의 티샷이라고 한다. 이후 OB를 내거나 벙커 탈출에 실패한 경우, 즉 미스 샷을 한 후나 연못 넘기는 샷, 해저드를 넘기는 어프로치 순으로 압박감이 크다고 한다. 프로의 경우는 매우 다르다. 주위의 기대가 클 때나 기필코 이겨야겠다고 하는 의식이 강할 때, 또는 처음으로 우승을 다툴 때라고 한다. 물론 프로와 아마추어는 기술의 차이가 있으므로 상황이 다르지만 어느 쪽이나 이러한 입스를 자기 자신이 어떻게 의식하느냐에 따라서 받는 강도는 달라진다.

사실 입스가 오히려 좋은 결과를 낳기도 한다. 미스 샷이 적게 나와 오히려 스코어가 좋아지기도 해서 심리적 부담감이 무조건 나쁜 것만도 아니다.

메이오 클리닉의 운동심리학 교수인 애인슬리 스미스 박사는 입스를 극복하기 위해 다음과 같이 조언했다.

첫째, 무리하지 말고 꾸준히 연습하라.

둘째, 근육을 이완시켜라. 10초간 깊이 숨을 들이마시고 천천히 뱉은 다음 다시 숨을 깊이 들이쉬면서 다리를 쭉 뻗는다. 이때 발목을 몸통 쪽으로 최대한 꺾어서 종아리 근육이 타이트하게 당겨지는 느낌을 받아야 한다. 이 상태에서 10초간 멈추고 숨을 천천히 뱉는다.

셋째, 정확하게 해낼 수 있다는 자신감을 가져라. 그리고 퍼팅 자세에 들어가서 조금이라도 자신감이 없다면 물러나 라이를 다시 한번 보고 셋업한다.

넷째, 긍정적으로 생각하라. 셋업 때 부정적인 생각이 든다면 자세를 풀고 다시 한번 긍정적인 생각을 갖도록 한다. 여기에는 자신만의 습관적인 몸짓이 도움이 될 수 있다. 입속으로 혀를 한번 굴린다든지, 손목을 깍지 껴서 돌려본다든지, 아랫배에다 힘을 준다든지 하면 긍정적인 생각을 유도할 수 있다. 그리고 다시 셋업한다.

2021년 메이저 게임인 에비앙 챔피언십 마지막 라운드에서 이정은6 선수는 쉽게 우승을 할 것으로 여겨졌다. 역전 우승한 이민지 선수와는 7타 차였다. 결과는 어쩐 일인지 우승은 이민지 선수에게 돌아갔고 이정은 선수는 우승에 대한 부담으로 생기는 초크 현상으로 숨을 못 쉴 정도로 목이 짓눌리는 느낌을 받았다. 후반에 극복되는 듯이 보였지만 연장에서 결국 이민지 선수에게 우승을 내주고 말았다. 앞으로 이정은 선수는 빨리 이런 기억을 잊고 정상 컨디션으로 돌아와야 한다. 이것을 극복하지 못하면 장기 침체에 빠질 수도 있다. 일종의 입스라 할 수 있다.

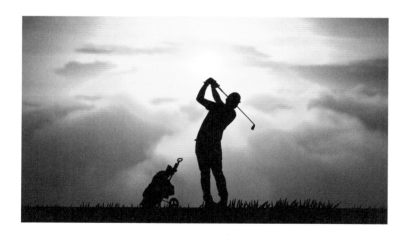

일생 동안 배우는 게임 중에서 골프만이 유일하게 홀로 서서 누구의 도움도 없이
스스로의 힘으로 해내야 되는 외로운 게임이다.

토머스 J. 발라드

# 경쟁하는 골프,
# 남을 의식하는 골프는 하지 마라

장타의 꿈은 모든 골퍼들의 로망이다. 필드에서 잘 맞은 나이스 샷의 환상은 느껴 본 사람만이 알 것이다. 그래서 환상적인 비거리를 자랑하는 프로 골퍼의 스윙을 완벽한 샷이라 믿고 그대로 따라 하느라 여념이 없다. 그런데, 그 나이스 샷을 지나치게 의식하느라 무리한 풀 스윙을 하게 된다. 특히 첫 티샷에서 힘이 너무 들어가 평소 실력조차도 발휘하지 못하는 경우가 많다. 남을 의식한 풀스윙은 골프 노화를 촉진하는 주범임을 기억하자.

몸이 유연한 주니어나 이삼십 대 젊은 사람이라면 어느 정도 적응이 가능할 수도 있으나 보통 40대 초반에 들어서 골프를 시작하는 한국의 현실을 비춰 볼 때 프로를 흉내 낸 스윙은 몸에 부담을 줄 수밖에 없다. 다시 말하지만 우리는 프로가 아니다. 어디까지나 노년기가 되어서도 동료나 가족들과 핸디캡의 차이를 괘념치않고 자연을 벗 삼아 건강하게 골프를 즐기기 위함이다. 이것이 골프의 가장 큰 매력이다.

당신의 체력이 곧
골프 수명을 좌우한다

chapter

3

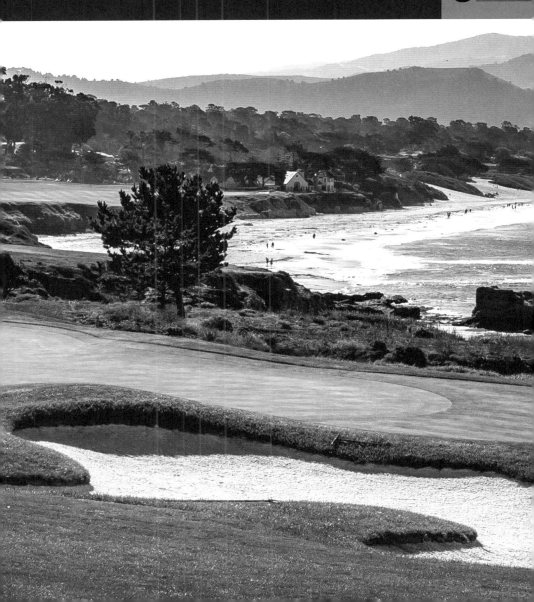

절대 망설이지 말라.

남아프리카공화국의 골퍼 바비 로크는 마음에

의심을 가지고 퍼팅을 했을 때 언제나 실패했다고 말했다.

그리고 LPGA 투어 챔피언십에서 우승한 제니퍼 로잘레스는

"훌륭한 골퍼를 만드는 것은 많은 연습과 자제심, 그리고 결단력"이라고 말했다.

퍼팅 성공률을 높이기 위해서는 결단력이 가장 중요하다.

이는 퍼팅에서뿐만 아니라 모든 샷에 적용된다.

*Eighteen Holes,*
*Many Years Younger*

# 장타를 치려면
# 골퍼의 몸부터 만들어라

누구라도 우연히 슈퍼샷을 칠 수 있다.
그 우연한 타구로 '슈퍼샷'의 환상에 빠지고 만다.

_ 사이토 마사시

## 20야드 늘리려면 채를 바꾸기보다
## 근력을 키워라

나이가 들면서 비거리가 점점 떨어지는 것을 우울해하는 골퍼라
면 어떻게든 비거리를 회복하고자 새로 나온 채에 관심을 가지는
경우가 많을 것이다. 골프 잡지를 보면 '비거리가 고민이세요? 이
채를 써 보세요. 20야드 이상 확실히 보장'이란 선전 문구를 볼 수
있다. 골프를 좋아하는 사람이라면 누구나 귀가 솔깃할 수 밖에
없다. 그러나 먼저 알아 두어야 할 것이 있다.

아마추어 골퍼가 전장 7,000야드 정도의 골프장에서 드라이버

로 220야드 이상을 치지 못하면 싱글 핸디캡을 유지하기란 매우 힘들다. 장타를 쳐야 싱글도 유지할 수 있고 멋도 난다는 것은 골퍼라면 누구나 알고 있고 또 그렇게 하려고 노력할 것이다. 골퍼라면 누구나 장타에 대한 환상에 젖어 있다.

필자 역시 전문의를 마치고 군의관 대위로 근무하던 한참 힘이 좋던 30대 초반에 군 골프장에서 골프를 처음 접했는데, 230~240야드 정도는 쉽게 나갔다. 그 후 대학병원에서 진료하고 강의하면서도 시간이 나면 무조건 골프 연습을 했다.

그 당시에는 거리보다 쇼트게임과 퍼팅에 주력했으며 비거리는 크게 걱정하지 않았다. 그러다 40대 초반에 싱글에 진입한 뒤 70대 후반 80대 초반의 스코어를 유지했으나 60대를 넘어서부터는 400야드에 가까운 파 4홀은 투온이 좀 버겁다는 것을 느끼면서 골프 스코어는 조금씩 하향세에 접어들었다.

'드라이버가 20야드만 더 나가면 좋겠는데…… 채를 한번 바꿔볼까?' 생각이 드는 것을 보면 나 역시 비거리의 유혹에는 어쩔 수 없나 보다. 하지만 홀인원도 해 봤고 40대 후반 50대 초반엔 언더 파도 2번을 기록해 봤다. 이제는 아마추어의 3대 목표인 에이지 슈트에 도전하기 위해 체력과 건강을 잘 유지하고 샷을 가다듬어 70대 중반에 나이보다 적은 타수를 한 번은 기록해야 할 것

아닌가 말이다.

그런데 '중이 자기 머리 못 깎는다'고 남한테는 운동하고 식이요법 하라면서 내 자신은 허리 33인치를 넘나드는 배와 볼록한 허리 살을 의사 가운 속에 감춰 두고 있다. 핑계 같지만 스트레스를 식욕으로 해소하고 운동에 소홀한 탓이리라. 코로나 방역으로 오는 여러 가지 스트레스도 많지만 금년 중반부터는 220야드의 비거리를 목표로 식이요법과 필 미켈슨이 했다는 다이어트법을 시작하였고, 근력을 증가시키기 위해 나름 노력 중이다. 가급적 엘리베이터 안 타고 계단 오르기, 하루 스쿼트 100번, 팔 굽혀 펴기 100번을 꾸준히 실천하려 한다. 얼마나 갈지 모르지만 하여튼 다시 시작했다.

그렇다. 골프를 제대로 잘 치려면 골프가 요구하는 신체적 능력을 갖춘 골프 몸부터 만들어야 한다. 골프 몸에 대한 조건을 정리하면 다음과 같다.

첫째, 몸의 유연성을 기르는 것이다. 전성기의 타이거 우즈가 이야기하길, 힘보다 유연성이 장타를 치는 데 더 중요한 요소라고 했다. 유연성과 우람하진 않지만 최적의 골프 근육을 만드는 것이 젊은 사람이나 나이 든 사람 모두에게 중요하다. 이를 위해서는 매일 아침저녁으로 스트레칭 하는 습관을 들여야 한다. 일어나자마자, 자기 전, 운동 전후에 스트레칭 하는 것을 잊지 말자.

둘째, 파워를 낼 수 있는 기본적인 골프 근력과 지구력을 유지시키는 것이다. 특히 파워 골프를 위해서는 복근, 허리 근육, 허벅지 근육, 엉덩이 근육을 길러야 한다.

호주 장타자 대회에서 우승한 반스는 '강력한 회전량과 빠른 스윙 스피드를 지탱하기 위해서는 튼튼한 토대(스탠스와 다리 근력)가 필수'라 했다. 그는 모든 것이 기초 체력 단련에서 비롯된다고 강조한다. 유연성을 키우기 위한 스트레칭과 복근 강화는 기본이며, 그는 대회 중에도 피트니스 센터에서 한 시간 정도 웨이트 트레이닝을 할 정도로 근력을 중요시한다.

헬스클럽에서 운동 기구를 이용해 운동하면 더 좋으나 시간과 여건상 어렵다면 일상생활에서 이것만이라도 꼭 실천하자.

아침에 일어나서 10분간 스트레칭하기, 자기 나이만큼 윗몸 일으키기와 팔 굽혀 펴기, 회사에서는 엘리베이터 타지 않기, 시간 나는 대로 자기 나이만큼 기마자세 동작을 반복하기, 자기 전 다시 한 번 스트레칭과 팔 굽혀 펴기, 윗몸 일으키기를 하면 두 달 뒤엔 훨씬 가벼워진 몸무게와 10야드 늘어난 비거리를 보장할 수

있을 것이다. 실천하지 않으면 이룰 수 없다

셋째, 균형 감각과 스윙 템포를 몸에 익히는 것이다. 이를 위해 주 2회 정도 연습장에서 거울을 보면서 자신의 스윙궤도를 자주 확인하자. 1시간에 100개 이내의 공을 천천히 쳐야 몸에 무리 없이 스윙을 익힐 수 있다. 집에서는 틈날 때마다 퍼터의 템포를 머릿속에 주입시켜야 한다.

이 세 가지를 꾸준히 유지한다면 비싼 채를 자주 바꿀 필요도 없으며, 나이가 들면서 줄어드는 비거리를 걱정하지 않아도 될 것이다. 또 라운딩 후에도 피곤하지 않고 건강한 골프를 즐길 수 있다.

드라이버와 아이언의 거리를 늘리려면 비싼 골프채보다 자기 자신의 근력을 키워야 한다. 골프채를 자주 바꾸는 한 친구가 말한다. "광고대로라면 나는 지금쯤 드라이버 거리가 500야드는 나갈 거야……."

# 헤드 스피드를 키우는 근육을 만들어라

비거리를 늘리려는 노력은 오래전부터 있었으나 골퍼가 근력 강화 운동을 한다는 것은 1950년대 초에 세계적으로 유명했던 아마추어 선수 프랭크 스트라나한이 처음 주장한 것이다. 하지만 그 당시 골퍼에게 근력 운동이란 것은 관심의 대상이 아니었다.

드디어, 1970년대에 게리 플레이어가 골프대회에서 좋은 성적을 내면서 연속 우승하자 그의 근력 운동법이 집중 조명을 받게 되었다. 작은 체격으로 어떻게 저런 장타의 스윙이 나올까 많은 사람들이 분석했는데, 게리 플레이어의 꾸준한 근력 운동의 결과라고 결론지었다. 전성기 시절 타이거 우즈 역시 체력 훈련이 상당했지만, 현재는 거의 모든 프로 골퍼들이 근력 강화 운동을 하고 있다.

엔터테이너 박세리 선수도 현역시절 스윙의 파워를 위한 근력 훈련에 많은 비중을 둔 이후로 드라이버의 비거리가 270야드 전후로 늘어났다고 했고 현재 우리나라 톱랭커의 여자 프로들도 260야드 정도는 모두 날린다. 여자 프로들이 갑자기 유전적 변이가 온 것이 아니라면 그녀들 역시 남모를 지구력, 근력 운동을 하고 있다는 얘기이다. 골퍼의 신체 단련의 중요성은 이제 남녀 구분 없이 꼭 필요한 사항이 되었다. 연습만큼 열심히 땀 흘려 근력 운동을 하는 것은 이제 프로의 세계에서는 일반화되어 있다.

얼마 전 한 장타 대회에서 시니어부 1위를 차지한 장년 아마추어 골퍼의 기사는 시사하는 바가 크다. 드라이버 294.7야드 기록의 주인공은 바로 60대 시니어 골퍼이다. 52세에 처음 골프를 시작한 이분의 장타의 비법을 신문 기사에서 봤다.

"저의 장타력은 상체에서 우러납니다. 저는 평소 웨이트 트레이닝으로 젊은이 못지않게 상체 근육이 단련되어 있는데 거기에서 장타의 파워가 생긴다고 봅니다. 어떤 이들은 상체 근육이 오히려 스윙을 흐트러뜨린다고 말합니다만, 저는 그렇게 생각하지 않습니다."

그는 공무원이라 필드에 자주는 가지 못하지만 일요일에 라운딩이 예정되어 있으면 월요일부터 목요일까지는 평행봉, 철봉 등으로 몸을 만들고, 금요일에는 반드시 연습장에 가서 샷을 다듬는다고 한다. 골프 근육에서 오는 파워 스윙을 여실히 증명하는 사례라 하겠다.

공의 비거리는 여러 가지 요소에 의해 결정된다. 스윙 방법에 변화를 주지 않는다면 임팩트 시에 채의 헤드 스피드가 증가하면 비거리가 늘어난다는 것은 자명한 사실이다. 산술적으로 채의 길이가 길어지면 임팩트 때 헤드 스피드가 증가할 수 있지만 정확도에서는 떨어진다. 그러면 임팩트 시 헤드 스피드를 증가시키는 쉬운 방법은 없을까? 근육의 수축 속도를 빠르게 하는 근력을 키우면 된다. 다시 말해서 근육이 힘을 주는 방향으로 빨리 수축할 수 있도록 훈련이 되어야 한다는 뜻이다.

이를 위해 가장 효과 있는 훈련 방법은 채를 거꾸로 들고 스윙 연습을 하는 것이다. 연구에 의하면 하루 20차례 정도의 연습으로 근육의 수축 속도를 빠르게 하면 헤드 스피드가 증가한다고 알려져 있다.

또한, 유럽에서 개발된 플라이오 메트릭 트레이닝plyometric training이 있다. 간단히 말하면 스트레칭이 잘되어 있는 근육에서는 근육의 힘을 더 쓸 수 있어서 좀 더 강력한 임팩트가 가능하다는 이론을 기초로 하는 훈련법이다.

어드레스 자세에서 허리를 꼬아 최대한 백스윙을 하고, 백스윙의 정점에서 2~3초간 멈추어 최대한 몸통을 꼬이게 만든다. 이 상태에서 몸을 더 꼬아서 채를 더 뒤로 갈 수 있게 한 후 최대한의 힘으로 포워드 스윙을 하게 된다. 이런 방법으로 하루 20회 정도 연습을 반복하면 유연성이 회복되어 헤드 스피드가 증가하게 된다.

또 헤드 스피드를 증가시키기 위해 단단한 그립은 필수다. 어떤 전문가는 그립을 꽉 잡지 말라고 충고하고 어떤 전문가는 꽉 잡으라고 하지만 오랜 구력과 진료 경험으로 볼 때 단단하게 잡되 너무 힘주어 그립을 잡는 것은 권하고 싶지 않다.

평소에 연식 정구볼을 가지고 다니면서 악력을 키우면 그립을 잡을 때 일정한 힘으로 쥐는 데 도움이 된다. 한 번에 20회 정도를 하루 다섯 번 정도 실시하면 적당하다. 이런 운동은 꼭 골프가 아니더라도 테니스와 같은 라켓 스포츠에도 많은 도움을 주며 골프 엘보나 테니스 엘보를 방지하는 데도 매우 좋다.


## '정확한 턴'을 위해 복근과 다리의 힘을 키워라

2008년 8월 LPGA 브리티시 오픈 메이저대회에서 첫 우승을 한 신지애는 새로운 골프 여왕으로 전 세계의 관심을 받았다. 얼마 전 골프 채널에서 재방송하는 것을 다시 보게 되었는데 자그마한 키에 좀 뚱뚱하다 싶지만 그의 스윙은 차돌맹이와 같이 단단하다고 느꼈다.

신지애의 드라이브 샷은 장타는 아니지만 자를 댄 것처럼 곧게

뻗어 나간다. 신지애의 국내 드라이브 샷 정확도는 무려 84.9%다. 정확한 드라이브 샷의 비결은 강한 하체의 힘이다. 대부분 선수들이 조금 힘을 빼고 스윙하는 것과 달리 신지애는 탄탄한 하체 근력을 바탕으로 거의 100% 힘을 써서 드라이브 샷을 날린다. ADT 챔피언십에서 신지애와 같은 조로 경기를 펼친 호주의 캐리 웹은 "티샷은 칠 때마다 페어웨이로 향했고 퍼트도 백발백중이었다. 도무지 약점을 찾을 수 없었다."고 그녀를 극구 칭찬했다.

신지애의 손은 매우 작고 못생겼다. 손바닥 곳곳에는 굳은살이 박혀 있고 손가락 마디는 울퉁불퉁하다. 또 키가 156cm인 신지애의 다리는 '무쇠다리'로 통한다. 대표적인 연습벌레로 소문난 그녀는 손과 손목 힘을 기르기 위해 아령과 완력기를 하루에 400번 반복하고, 야구 방망이가 부러져 나가도록 매일 100번씩 타이어를 치고 또 쳤다고 한다.

하체를 단련하기 위해 아파트 계단을 수차례 오르락내리락했던 일화는 후배들 사이에는 전설로 남아 있다. 연습장 앞에 있는 20층 아파트를 매일 뛰어서 하루에 일곱 번씩을 오르내렸다고 하는 나이 어린 그녀가 한 말에서 우리는 인생의 한 수를 배워야 할 듯싶다. "연습엔 배신이 없어요!"

아마추어 시절 국가대표선수로, 2012년 추천 선수로 출전한 롯

데마트 여자 오픈에서 프로 선수를 압도하며 우승 후 '프로 잡는 아마추어'로 많은 스포트라이트를 받던 김효주 선수. 그렇지만 그 이후 몇 번의 우승은 있었으나 기복이 심하고 체력이 약하단 지적을 받아 온 그녀는 절치부심 다시금 재기에 성공하여 박인비, 고진영, 김세영과 같이 도쿄 올림픽 대표 선수로 발탁되었다.

김효주 선수는 2016년 겨울 현대 중국오픈 재패 뒤, 스윙은 문제가 없는데 자꾸만 경기력이 떨어져 슬럼프에 빠진 후 체력 향상이 중요하다는 것을 절실히 느꼈다. 매년 가는 태국의 겨울 전지훈련에 체력 담당 코치를 동반하여 강인한 체력과 비거리를 늘리는 데 주력을 했다. 약 두 달간의 전지 훈련 중 거의 매일 고강도 근력 운동과 지구력 훈련에 많은 시간을 할애했다. 지구력 훈련으로는 매일 전력 질주와 쉼을 반복하는 인터벌 트레이닝을 택했다.

귀국 후에도 같은 양은 아니더라도 꾸준히 근력 운동과 지구력 훈련을 지속하였고, 그녀의 체격과 체력은 놀라우리만치 좋아졌으며 성적도 거기에 맞게 상승했다. 비거리는 25야드에서 30야드 정도 늘었다 하니, 2클럽은 짧게 잡을 수 있으니 이게 웬 떡인가 말이다. 이제는 아무리 좋은 스윙을 하더라도 근력 운동, 지구력 훈련 없이 좋은 성적을 낼 수 없다는 것은 자명한 사실이

되었다.

전반적으로 하체 근육이 부족하면 비거리가 늘지 않거나 몸의 균형이 무너지기 쉽다. 골프에 무슨 다리 운동이냐고 반문한다면 장타자가 될 자격이 없다. 장타의 생명은 하체다. 스윙을 하는 도중 하체가 흔들리면 정확한 샷을 할 수 없다. 그뿐 아니라 백스윙 때 축적한 힘을 임팩트 시 공에 온전히 실어줄 수도 없다. 하체 근육은 몸통 근육과 함께 체중 이동 혹은 임팩트 순간에 파워를 만들어 내는 중요한 부분이다.

또 튼튼한 두 다리는 견고한 스윙을 받쳐주는 받침대 역할을 한다. 그러므로 장거리 미사일을 발사할 수 있는 든든한 발사대 역할을 하도록 하체를 단련해야 된다는 얘기다. 즉 상체와 하체를 올바르게 코일할 수 있는 복근과 다리의 힘을 단련하면 정확한 '턴'이 가능해져 방향성을 높일 수 있다.

하체를 강화하기 위해서는 특별한 운동 기구를 사용하는 것보다 달리기, 자전거 타기, 에어로빅 등 유산소 운동이 좋다. 집에서 간단히 하체의 힘을 키울 수 있는 동작을 따라해 보자. 일어선 채로 발뒤꿈치에 3cm 정도의 발판을 깔고 태권도의 기마 자세로 천천히 열을 센 후 다시 상체를 일으키는 동작을 하루 50회 이상 한다. 최소한 자기 나이보다는 많은 횟수를 틈날 때마다 여러 차례

한다. 나이가 많을수록 더 해야 한다. 이 동작은 장소에 구애받지 않고 할 수 있다. 이 운동만으로도 주말 골퍼들은 라운드 후에 오는 다리의 뻐근함이나 통증을 예방할 수 있다. 시니어들이여! 스쿼트 하루 100개를 통해 주름 잡힌 엉덩이를 멀리하고 균형 잡힌 멋진 엉덩이를 뽐낼 수도 있고 골프 경기에서 타수는 몇 타 줄어들 수도 있다.

## 힘은 있는데 유연성이 없다고?

대부분의 아마추어 골퍼는 봄철에 시작될 골프 시즌을 위해 많은 것을 준비한다. 특히 장비 선택에 대한 지대한 관심은 굳이 말할 필요도 없을 듯하다. 그러나 정작 골퍼 자신에 대해서는 어떤 준비를 할까? 골프를 최적으로 수행할 수 있는 기초 체력과 유연성을 키우기 위해 노력하고 있는가를 물으면 아마도 대부분 고개를 저을 것이다.

　프로 골퍼들은 신체적 컨디션을 최적화하기 위해 평균적으로 매일 아침 30분에서 1시간가량을 유연성 운동에 투자하고 일주일에 3일 정도는 체력운동에 시간을 투자한다. 부드럽고 강력한 골프 스윙이 괜히 나오는 것이 아니다. 이들은 골프를 직업으로 하는 프로이기 때문이라고 하자. 아마추어인 우리의 사정은 어떤가? 시간에 쫓기며 주말 라운드를 하는 직장인 골퍼의 경우 더욱이 운동할 여유는 그리 많지 않다.

고작 골프를 위한 시간 투자는 연습장에서 볼을 죽어라 치는 것뿐일 것이다. 그럼에도 모든 아마추어 골퍼는 나이스 샷을 외치거나, 비거리를 늘리는 것만이 최대 관심사다. 그런데 체력적인 준비 없이 좋은 결과가 나오기란 쉽지 않다. 이유는 육체적으로 최적화가 이루어지지 않았기 때문이다. 아무리 많이 연습해도 그 꿈을 이루기는 쉬워 보이지 않는다. 이미 앞에서도 언급했지만 채를 바꾸기보다 자신의 몸을 바꾸어야 한다. 유연성을 키우면 골프 스윙이 달라질 것이다. 왜 그럴까 한번 생각해 보자.

프로 골퍼와 아마추어 골퍼의 가장 큰 차이는 '유연성'이다. 프로 골퍼들은 대부분의 아마추어 선수들보다 몸통 회전이나 어깨 회전의 정도가 훨씬 크다. 자신의 축을 따라 비틀어지는 몸통과 척추, 어깨의 회전이 충분치 않은 경우 초보의 스윙은 클럽 헤드의 스피드를 위해 다른 근육들을 사용하게 된다. 그 결과 근육과 인대가 손상될 가능성이 높고 피로는 누적되어 스코어를 망치는 경우가 많다.

대부분의 골퍼들은 30대 후반에 근육과 관절이 굳기 시작하는 경우도 있다. 그래서 유연성은 골퍼가 나이가 듦에 따라 더욱 중요해진다. 다행스럽게도 규칙적인 운동과 적절한 영양 섭취로 신체를 유지한다면 육체의 노화를 확실히 늦출 수 있고 노화에 따른 운동 역량이 떨어지는 것도 늦출 수 있다.

앞서 얘기한 것처럼 골프만 하는 것으로는 최적의 유연성을 키울 수 없다. 굳은 관절과 근육은 충분한 스트레칭으로 풀어줄 수 있다. 유연성을 늘리는 가장 효과적인 방법은 스트레칭이다. 너무 과격하지 않게 조금씩 스트레칭 강도와 횟수를 늘려가면서 몸의 유연성을 높여야 한다. 규칙적인 스트레칭은 근육의 긴장을 감소시키고 '관절 운동의 범위range of motion'를 늘려 준다. 또 혈액 순환을 높이고 균형감과 유연성을 향상시키는 데도 도움을 준다.

유연성이 좋아지면, 근육이 부드럽게 잘 늘어나 스윙 궤도가 자연스럽게 커지고 헤드 스피드도 빨라진다. 또한 큰 근육을 이용해 전체적인 움직임이 향상되기 때문에 비거리도 늘어난다. 굳은 몸으로는 원하는 스윙을 만들 수 없다. 또한 완벽하지 못한 스윙에서 장타가 나올 리는 더욱 만무하다. 행복한 골퍼가 되고 싶다면 연습장에서 죽도록 볼만 칠 것이 아니라 당장 유연성을 키우는 골프 몸부터 만들자.

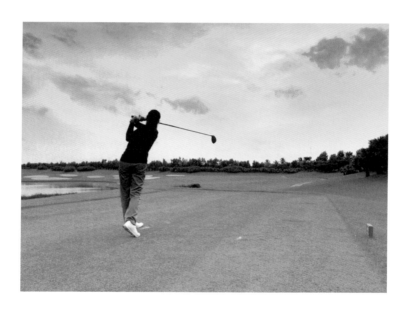

나는 농구를 시작한 이후로 9,000번 이상 슛을 놓쳤고,
거의 300번의 패배를 기록했다.
승패를 결정하는 슛을 놓친 경우도 26번이나 된다.
나는 인생에서 수없이 실패를 거듭했다. 바로 그것이 내가 성공한 이유다.

마이클 조던

# 힘보다 유연성 있는 골퍼가 되라

골프는 힘으로 하는 운동이 아니다. 프로 골퍼의 장타나 정확한 샷
은 스윙의 힘으로 이루어지지 않는다. 그것은 골프에 최적인 유연
성 있는 몸에서 가능하다.

● 아침저녁 스트레칭 하는 습관으로 유연성을 길러라. 타이거 우즈는 힘보
  다 유연성이 장타를 치는 데 더 중요한 요소라고 말했다. 크고 부드러운
  회전이 비거리를 낼 수 있다.

● 채를 거꾸로 든 스윙 연습으로 근육의 수축 속도를 빠르게 하라. 스트레칭
  이 잘되어 있는 근육은 힘을 더 쓸 수 있어서 더 강력한 임팩트가 가능하다.

● 강력한 임팩트를 위해 하체를 단련하라. 스윙을 하는 도중 하체가 흔들리
  면 정확한 샷을 할 수 없다.

대충대충 샷을 하는 습관을 버려라.

무엇이든 꼼꼼히 점검해야 한다.

샷을 할 때 목표 지점까지의 정확한 거리는 얼마인지,

바람의 방향과 속도는 어떻게 되는지,

그리고 그린의 상태는 어떠한지를 신중하게 파악해야 한다.

특히 후반으로 넘어갈수록 육체적, 정신적인 피로로 인하여

집중력이 떨어져 대충 볼을 치게 되므로

체력과 정신력의 안배가 필요하다.

*Eighteen Holes,*
*Many Years Younger*

# 6장

# 골프 인생의
# 질을 높여라

다른 사람들이 시나 그림에서 느끼는 예술성을
나는 멋지게 날아가는 골프 볼에서 느낀다.
_ 아놀드 파머

## 연습장에서 똑똑하게 연습하라

비거리가 좀 길다 싶은 도심의 야외 연습장에 가 보면 항상 많은
사람들이 북적인다. 일행 없이 혼자 오는 사람들도 많고, 넥타이
를 맨 직장인 골퍼도 많다. 시간제한 때문인지 모두들 수행하는
수도승 마냥 말없이 저마다 볼을 치는 데 여념이 없다.

근데 웬일인지 연습장에서 볼을 치기 전 충분한 스트레칭을 하
는 사람을 보기 힘들다. 동네 어르신 약수터 체조식으로 그저 허
리 몇 번 좌우로 움직일 뿐 곧 매트 위에 올라선다. 바쁜 시간을

쪼개어 달려온 때문인지, 하나라도 더 빨리 치고 싶어서인지 골프 연습장을 보면 위험천만한 풍경이 한두 가지가 아니다.

매트는 왜 또 그렇게 낡은 데가 많은지, 해지다 못해 바닥이 훤히 드러난 연습장도 꽤 있다. 여기저기서 들리는 바닥 치는 소리는 내 가슴을 쿵쿵 찍는 것만 같다.

많은 골퍼들이 좀 더 잘 치기위해 연습장에서 연습한다. 그러나 제대로 연습하는 골퍼는 드물다. '연습장 싱글골퍼'라는 말이 있듯이 대부분 연습장에선 잘 맞는데 라운드에선 형편없는 스코어를 기록하는 골퍼들도 많다. 뿐만 아니라 건강을 위해 운동 삼아 연습장을 찾은 사람들이 오히려 골프 손상의 위험으로부터 무방비 상태로 노출되어 있다. 이제는 연습장에서 똑똑하게 연습하자.

첫째, 준비 운동부터 하라.

많은 사람들이 골프 연습장에 가면 준비 운동을 생략하고 공만 몇 박스씩이나 친다. 시간제한 때문이겠지만 하나라도 더 치겠다는 일념으로 열심히 치는데, 이럴 경우 골프 실력은 좀처럼 늘지 않고 몸은 망가질 가능성이 높다. 이는 잘못된 연습방법일 뿐 아니라 골프 통증을 유발하는 원인이 된다.

둘째, 생각하는 골프를 하자.

얼마 전 유명 골프채를 수입하고 계시는 사장님과 만날 기회가 있었다. 이분은 국가대표 상비군을 하였으며 미국에서 공부를 하셨다고 한다. 현재는 골프 사업으로 몹시 바쁜 중에도 필드 성적이 70대 중반을 거뜬히 유지하고 있다.

고교 시절 대표 선수였다고는 하지만 연습할 시간이 없을 터인데 어떻게 골프를 일정하게 잘 치는지 그 비결을 물었더니 매우 소중한 이야기를 해 주었다. 즉 생각하는 골프를 한다고 한다. 라운딩을 하면서 이번에는 이런 샷으로 어디까지 보내겠다고 머릿속에 그리면서 공을 친다고 한다. 항상 원하는 샷을 만들기가 쉽지는 않겠지만 단순히 공을 멀리 치려는 욕심보다 구체적으로 목표하는 샷을 머리로 그리면서 볼을 치면 훨씬 효과적인 골프를 할 수 있다는 것이다.

연습장에 가 보면 대부분의 골퍼들은 어떤 샷을 할지 충분히 생각하지 않고 연신 공을 때린다. 친 공이 땅에 떨어지기 전에 바로 다음 공을 치는 분도 보았다.

주말 골퍼로서 보기 플레이어라면 다음과 같이 제안해 보고 싶다. 주 2회 연습장에서 연습하고 한 번에 120개 정도의 공을 치는 것을 계획한다. 처음 매트에 오르기 전 10분 정도 충분한 스트레칭을 한 후, 처음 10개 정도는 쇼트 아이언으로 스윙의 리듬을 익히며 공을 천천히 친다. 다음에 미들 아이언 5개 정도, 롱 아이언으로 5개 정도를 친 다음에 드라이버로 10개 정도 모두 30여 개의 공을 친다.

다음에는 18홀 시합에 들어간다고 생각하며 공을 친다. 파 5, 파 4, 파 3 홀을 적당히 배분하여 원하는 샷이 나왔다면 다음 샷을 준비하고 원하는 샷이 나오지 않았다면 다시 한번 시도하고 이런 방법으로 18홀을 마친다고 생각하자. 그리고 연습 중 마음에 들지 않는 탄도나 방향이 나온 채를 가지고 10개 정도 천천히 친 후 마지막에는 피칭채를 가지고 10개 정도 연습 샷을 하고, 마무리 스트레칭을 한다면 생각하는 샷이 몸에 익을 것이다.


셋째, 클럽의 수는 간소하게 챙겨라.

초보자일수록 클럽의 수는 간소히 하는 것이 집중력 있게 연습하는 데 좋다. 드라이버, 7번 아이언, 피칭웨지 3개만 가지고 집중적으로 연습하라. 풀세트를 가져가면 이것저것 다 해보고 싶어 마음만 조급할 뿐 오히려 집중적으로 연습할 수 없다. 하지만 고수가 되면 자연히 연습 시간도 늘어나고 5야드 단위로 끊어 쳐야 하기 때문에 모든 채를 갖고 연습하게 된다. 초보라면 처음부터 14

개의 클럽을 모두 다 사용하겠다는 생각은 과감히 버려라.

넷째, 연습장에서 올라오는 볼의 속도대로 치지 말라.

보통 초보 골퍼들이 연습장에서부터 레슨을 받는데, 무작정 볼만 놓고 치는 경우가 다반사다. 그것은 안 좋은 스윙 자세를 굳게 고정시키는 것이다. 차라리 볼을 놓지 말고 빈 스윙을 열 번 한 후에 실제로 한 번 볼을 놓고 치는 게 효과적이다.

오랜 구력으로 타수는 적지만 자세가 엉망인 골퍼들이 많다. 자세보다는 공을 치는 데 급급했던 결과다. 골프를 오랫동안 건강하고 댄디하게 즐기려면 볼만 죽도록 치는 것은 자제하자.

다섯째, 스스로에 대한 믿음이 강해지는 연습을 하자.

골프에서 자신감은 엄청난 마력이 있다. 자신감은 라운딩 중에 오는 위기를 한두 홀에서 막고 빠른 시간에 정상적인 상태로 되돌린다. 그런 자신감은 꾸준한 신체 단련과 수많은 연습을 통해 만들어진다. 시간에 쫓겨 마구잡이로 하는 연습은 몸을 학대하는 것이나 마찬가지다. 1시간에 80여 볼 정도로 채를 바꿔 가며 연습하는 게 적당하다.

또 연습장에서 볼을 치면서 스윙을 교정하려고 하면 안 된다.

스윙을 교정할 때는 빈 스윙으로 하는 것이 좋다. 고치려는 스윙으로 볼을 칠 때 잘 맞지 않을 경우 자신감이 없어지고 실망하게 된다. 또 다시 예전 스윙으로 돌아가기 십상이다. 타이거 우즈는 스윙 자세를 고칠 때는 느린 동작의 빈 스윙으로 2시간 이상 반복한다고 한다. 볼 없이 하는 연습 스윙을 많이 하면 스윙 리듬도 좋아지고 날카로운 스윙을 만들 수 있다.

여섯째, 바닥이 드러난 오래된 매트는 바꿔 달라고 요구하자.

매트가 너무 낡았을 경우 주인에게 매트 교체를 요구하라. 바닥이 보이는 곳에서 쿵쿵거리며 찍어 친다면 손목과 팔꿈치의 90%는 망가진다. 외국에서는 낡은 매트 때문에 생긴 골프 엘보로 골프 연습장을 고소한 사례가 있다.

일곱째, 라운드 전날 새로 구입한 '신무기'를 무리하게 시험 가동하지 마라. 라운드 전날 연습장에서 새 클럽으로 연습하면 손에 빨리 익히기 위해 자연히 평소보다 연습량이 많아지고 다른 스윙을 하게 된다. 자칫 다음 날 친구들과의 즐거운 라운딩이 악몽이 될 수 있다.

여덟째, 친구들이나 부부가 함께 가자.

연습장은 혼자 가는 것보다 여러 명이 같이 가는 것이 좋다. 특히 같이 가는 사람 중에 고수가 있으면 더욱 좋다. 혼자 하다 보면 싫증이 나기도 쉬운데, 여러 명이 가면 서로 조언도 해주고 쉬면서 할 수 있어서 좋다. 특히 부부가 교대로 치면서 서로 조언해 준다면 부부애가 더욱 좋아질 것이다.

아홉째, 클럽은 연습장 락커룸이나 차 트렁크에 보관하지 말자.

대개 직장인 골퍼들은 클럽을 연습장의 락커룸이나 차 안의 트렁크에 보관하는 사람이 대부분일 것이다. 그러나 골프를 치지 않을 때는 집이나 사무실에 보관하도록 하자. 기온이 영하로 떨어지는 겨울철에는 고무로 만든 그립의 접착력이 떨어져 미끄러워지기 때문이다. 이 경우 그립을 힘주어 꽉 잡게 되므로 스윙도 더 느리게 나오고 손목이나 손가락의 인대 부분에도 좋지 않은 자극을 주게 된다. 반드시 헤드 커버를 씌우고 클럽들의 충돌로 생기는 스크래치도 방지해야 한다.

# 현명한 골프 식습관이 10타를 줄인다
_ 골퍼의 식사법 10계명

골프는 겉으로 보기에는 그다지 힘든 운동이 아닌 듯 느껴진다. 농구나 축구처럼 격렬하지 않기 때문이다. 그러나 골프는 4시간 이상 집중력을 유지해야 하고 라운드당 보통 8~9km를 걷는다. 물론 카트를 타고 이동할 수도 있지만 때론 등산을 해야 하고 나무숲도 헤매야 하는 결코 만만치 않은 운동이다. 결국 얼마나 잘 먹고 어떻게 체력을 관리하느냐가 스코어의 중요한 열쇠가 될 수 있다.

골프는 물론 마라톤과 다르지만 체력 향상과 유지를 위해 효율적인 영양분 섭취를 필요로 한다는 점에서는 비슷하다. 골퍼의 식이 습관은 18홀을 돌면서 지속적으로 경기를 할 수 있는 능력과 평상시의 운동 상태 등을 결정한다. 일정한 식사와 간식 일정 등 균형 잡힌 식이는 체력을 단련하고 골프 실력을 향상시키는 데 큰 영향력을 발휘한다.

골프는 스윙과 같은 고강도 활동의 단기간 분출 사이사이에 걷기와 같은 낮은 수준의 운동이 섞여 있는 스포츠이다. 인간의 신체는 연습과 경기를 수행하기 위해서는 높은 수준의 에너지를 유지할 수 있는 연료를 필요로 한다. 골프에서 영양은 별로 중요하지 않다고 믿기 쉽지만 스윙에서는 절대 그렇지 않다.

사실 한 라운드에 필요한 에너지는 한 끼 정도의 열량에 해당한다. 정신적으로 소비되는 에너지는 차치하고서라도 말이다. 그러므로 골퍼로서 건강하게 골프를 치고 제대로 실력을 발휘할 수 있는 컨디션을 만들려면 올바르게 영양을 섭취하는 식사법을 새길 필요가 있다.

### 1계명_ 식사는 티타임 60분 전에 하라.

"몸이 늦게 풀리는 바람에……" "중간에 공이 좀 맞는 듯했지만 후반에 무너졌다" 라운딩 후 생각보다 나오지 않는 스코어를 두고 하는 말들이다.

뉴욕 타임스는 최근 영양학자들의 말을 인용하자면, 제대로 된 연료를 공급하지 않는 자동차처럼 적절한 영양을 섭취하지 않으면 몸이 늦게 풀리고 후반에 무너지게 된다는 요지다.

영양학자들은 어떤 음식을 섭취하느냐에 따라 공을 곧게 치고 그린 주위에서 마음을 안정시킬 수 있다고 말한다. 골프가 마라톤은 아니지만 긴 시간 동안 근력과 집중력을 이용해 정교한 스윙을 해야 하기 때문이다. 후반에 무너진 이유는 버디 찬스에서 잘못된 음식 섭취로 혈당이 떨어지면 신경과민에다 화를 잘 내고 흔들리기 쉽다는 것이다.

따라서 공이 안 맞는 주말 골퍼라면 혈당을 유지해야 집중력도 커진다. 실제로 지난해 독일에서는 집중력 향상 성분이 들어 있는 에너지바를 먹은 골퍼 20명과 그렇지 않은 골퍼 20명을 대상으로 파 3홀에서 실험한 결과, 골프 실력이 같은 이 두 그룹 중 에너지바를 먹은 그룹이 홀에 더 가깝게 공을 떨어뜨렸다.

아침식사로는 밥, 빵이나 시리얼 등 탄수화물과 따뜻하게 익힌 달걀과 치즈 등을 추천하고 라운드 중에는 스포츠 음료, 바나나, 에너지바, 샌드위치 등을 섭취하면 좋다.


**2계명_ 아침을 거르지 마라.**

대부분의 골퍼들이 아침을 거르고 저녁을 많이 먹는다. 저녁을 많이 먹게 되면 다음 날 아침을 더 거르게 된다. 이러한 식습관의 결과는 체중만 늘어나고 에너지 수준은 떨어지게 된다. 우리는 골프장이 대부분 교외 지역에 위치해 있어 보통 새벽에 대문을 나선다. 당연히 아침식사를 거르고 플레이하는 사람이 많은데, 그렇게 되면 제대로 된 플레이가 힘들다.

오전 활동에 필요한 에너지는 분해된 지방에서 얻는다. 이 과정에서 젖산을 비롯한 피로물질이 쌓인다. 그러므로 아침식사를 통해서 적당한 영양분을 공급하지 않으면 피로가 누적되어 라운딩 후반에는 무너지기 쉽다. 특히, 뇌는 포도당만을 에너지원으로 하기 때문에, 아침식사를 거르게 되면 지방을 분해해서 생기는 지방산으로 다시 포도당을 만드는 과정이 한 번 더 필요하다. 따라서 아침식사를 통한 당분 섭취로 뇌 활동에 필요한 에너지원을 공급받자.

### 3계명_ 탄수화물만 먹지 마라.

탄수화물이 운동에 좋은 연료라 해서 일부 골퍼들은 지방과 단백질을 빼고 탄수화물만 먹기도 한다. 물론 짧은 시간 동안은 에너지를 공급할 수는 있으나 오래 지속되면 우리 몸은 조직 재생과 연료로 쓸 단백질과, 연료로 쓸 지방이 부족해서 장기간으로 볼 때 매우 바람직하지 않다. 탄수화물이 체내에서 가장 쉽게 연료로 쓰이긴 하지만 그렇다고 유일한 연료가 아니라는 점을 명심하라.

### 4계명_ 단백질을 나눠서 섭취하라.

대부분의 골퍼들이 단백질을 한 끼에 모두 섭취해버린다. 보통 하루 일과가 끝난 저녁에 약주를 곁들여 고기를 먹는 사람들이 많다. 그러나 우리의 몸은 식사와 간식을 통해 적당한 양을 지속적으로 먹을 때 신체의 기능이 최대의 효율성을 보인다.

모든 단백질을 한 끼에 다 먹는다는 것은 갑자기 많은 양의 단백질과 열량을 한 번에 털어넣는 것과 마찬가지이다. 우리 몸은 많은 양의 단백질 과 지방을 한 번에 처리 또는 대사할 수 없으며, 이것이 바로 살찌는 요인이 된다.

적정한 수준으로 아침, 점심, 저녁에 먹을 수 있는 완전한 단백질원을 갖도록 하라. 나이 들어 시작한 골퍼들이라면 점점 사라지는 근육량을 일정하게 유지하기 위해 단백질 섭취량에 대해 생각해 볼 필요가 있다. 웨이트 트레이닝과 단백질 섭취는 함께 이루어져야 하며, 순서는 운동 후 단백질 섭취이다.


**5계명_ 지방을 분배하라.**

체중을 줄이고 건강을 유지하고 골프 실력도 향상시키려면 지방 섭취량에 대해 진지하게 고민해볼 필요가 있다. 단백질과 마찬가지로 우리들 대부분은 적절하게 분배된 균형 잡힌 식사와는 거리가 멀고, 거르거나 과식하는 등 불규칙한 식습관을 가지고 있는 사람들이 많다. 따라서 바쁜 현대인은 점점 에너지 수준은 낮아지고 몸무게만 불어나기 십상이다.

대부분의 골퍼들은 체중을 감량하고 운동 능력을 증진시키며 심장병과 같은 생활습관 관련 질환의 위험을 낮추고자 한다. 이를 위해서는 지방의 섭취를 낮추고, 몰아서 한꺼번에 먹지 말고 여러 끼에 나누어 다양한 영양소를 골고루 섭취해야 한다.

### 6계명_ 갈증 나기 전에 물을 충분히 마셔라.

골퍼들뿐만이 아니라 대개 일반인도 목이 마르고 갈증을 느낀 후에야 물을 찾아 마신다. 이것은 흔하면서도 큰 실수라는 점을 지적하고 싶다. 갈증을 느낀다는 것은 이미 신체의 수분량이 고갈된 상태에까지 이르렀다는 것이고 그래서 몸이 갈증 호소라는 사인을 보내온 것이다. 즉 신호가 너무 늦게 온다는 사실이다.

보통 필드에서 골퍼들은 게임에 집중하다 보면 몸에서 보내는 작은 갈증 신호를 무시하고 참는 경우가 많다. 특히 더운 여름철에는 라운딩 전에 반드시 생수 한 컵을 들이키고 중간에 1L 정도 충분한 물을 마시는 것이 필요하다. 라운딩 중에는 차, 커피와 같은 카페인이 있는 음료와 알코올은 가급적 피하는 것이 좋다. 카페인과 알코올은 이뇨작용을 해서 신체의 수분을 빼앗고 필드에서 탈수를 부채질한다. 또한 카페인으로 인해 심장박동수가 늘어나기 때문에 스트로크가 불안정해질 수도 있고 특히 퍼팅시 가까운 거리도 놓칠 수 있다. 프로 선수들은 시합 중에는 커피를 안 마신다. 라운딩 중엔 생수를 많이 마시자.

**7계명_** 체중을 줄이고 싶은 골퍼는 식품의 열발생 효과(TEF)를 최대한 이용하라.

우리가 소모하는 에너지의 일부는 단순히 음식을 소화시키는 데서만 오는 것이 아니다. 식품의 '열발생 효과Thermogenic Effect of Food'라고 불리는 이 과정은 일반적으로 섭취한 식품의 열발생으로 전체 식사 열량의 약 10%에 해당하는 칼로리를 소모한다. 하루를 통틀어 식사를 적게 했을 때 이 비율은 약간 상승한다. 그러므로 골프를 쳐서 체중을 감량하려 한다면 더 많은 열량을 소모하기 위해 네 끼나 다섯 끼로 소식하라.

열발생 효과를 극대화하기 위한 또 다른 좋은 방법은 저녁을 먹은 후에 짧은 산책을 하는 것이다. 이것은 혈중의 중성지방, 트리글리세라이드triglycerides와 콜레스테롤 수치를 낮출 뿐만 아니라 별도의 대사 활동을 개시하므로 칼로리 소모가 늘어난다.

**8계명_** 음식으로 체내 수분을 대체하려 하지 마라.

대부분의 사람들이 물을 충분히 마시지 않기 때문에 체수분 대신에 음식에 너무 의존하는 경향이 있다. 수분 섭취를 늘릴 수 있는 간단한 방법은 식사 전에 물 한 잔을 한껏 들이키는 것이다. 이렇게 하면 신기하게도 필요한 수분 섭취량을 근접하게 맞출 수 있고 과식도 예방할 수 있다.

### 9계명_ 균형 잡힌 영양이 든 에너지바를 가지고 다녀라.

만일 코스에서 배가 고프다면 물과 함께 에너지바를 먹도록 하라. 들고 다니며 먹기에 적당한 식품으로는 바나나, 오렌지, 버터가 들어 있지 않은 빵 등이다. 많은 선수들이 라운드 중에 먹는 것은 바나나 이다. 라운드 중 열량을 보충하고 혈당을 유지할 수 있기 때문이다. 스포츠 음료가 단순 탄수화물과 일부 전해질을 통해 순간적인 상승을 가져오기는 하지만 에너지바가 최적의 플레이와 혈당 유지에 필요한 영양 성분에도 부합하므로 이를 선택하는 것이 좋다.

그러나 라운딩 후반 몇 홀 남지 않았다면 생과일주스 정도가 좋다. 없다면 스포츠 음료도 좋겠다. 너무 적은 지방과 단백질이 들어 있는 에너지바를 선택하게 되면 순간적인 에너지 상승만 가져오고 잠시 후 기운이 빠지는 듯한 느낌이 든다. 가장 좋은 방법은 다음 식사까지 한 시간 이상이라면 균형 잡힌 에너지바를 먹고, 만일 한 시간이 안 된다면 음료수를 마시는 것이다. 한편 스포츠 음료와 물을 선택해서 마셔야 하는 기준이 있는가를 묻는 사람이 있는데, 스포츠음료보다는 생수를 추천한다.

**10계명_ 라운딩 후에는 소모된 에너지 복구를 위해 단백질 위주의 식사를 하라.**

게임을 끝낸 뒤에는 균형 잡힌 식사로 소모한 칼로리를 채워 줘야 한다. 충분한 단백질을 함유하고 있는 음식이어야 한다. 소비한 칼로리의 양만큼 보충해 주는 것이 좋은데, 보통 18홀 라운드에서 카트를 이용했을 때는 1,000칼로리, 걸어 다녔을 때는 1,200칼로리를, 캐디백을 메고 다녔을 때는 2,000칼로리 정도를 소모한다고 보면 된다.

골퍼만을 위한 특별한 식단이 따로 있는 것은 아니다. 평상시의 국, 밥, 여러 반찬을 골고루 먹으면 된다. 다만 게임을 마친 뒤 영양 보충을 할 때는 지방이 많은 음식이나 단것은 피하도록 하자. 즉 햄버거, 핫도그, 튀김류, 중국음식과 같은 너무 기름진 음식이나, 아이스크림, 과자, 패스트푸드처럼 너무 배가 고파서 빨리 먹게 되는 음식은 가급적 피하자.

단백질 섭취는 운동 후가 좋다. 그러니 라운딩 후 지친 상태에서는 편안한 마음으로 질 좋은 고기류의 식사를 추천한다.

마지막으로 자연근감소증sarcopenia에 대해 알아보자. 특히 시니어 골퍼들은 꼭 읽고 기억하길 바란다.

필자의 어릴 적 기억을 더듬어 보면 지팡이를 짚고 어렵게 걸음걸이를 하시는 꼬부랑 어르신들이 참 많았다. 당시엔 나이 들면 다 그런가 보다 생각했지만, 의과대학을 졸업하고 전문의 과정을 끝내 의학적 지식이 충만할 때 보니, 이런 현상이 단지 나이가 들어 생기는 것이 아니라 골다공증으로 허리가 주저앉고 압박골절로 인해 발생한 노인성 질환임을 인식하게 되었다. 그렇지만 최근 대도시에선 이런 어르신을 보기 힘들다. 그 이유는 영양 공급이 좋아진 것이 가장 큰 이유겠지만, 골다공증에 대한 인식이 생겼고, 의학적 약물 발전으로 예방 및 치료약이 많아져 20년 가까운 의학적 자료가 축적되어 뼈 건강에 대한 많은 발전이 있었다.

2020년 들어서는 시니어들의 자연근감소증에 대한 관심이 부쩍 늘어난 것을 느낄 수 있다. 신문에는 단백질 보충제의 선전이 늘어나고, 반드시 근력 지구력 운동을 해야 하며 질 좋은 고기를 주 2, 3회 정도는 보충해야 한다는 이야기가 넘쳐난다. 그러나 아직은 자연근감소증을 예방하거나 치료할 수 있는 약이 개발되지 않았다.

시니어가 되어 호르몬 변화가 심해지면 여러 가지 증상이 몸의 변화로 나타난다. 보통 여자들은 급격한 여성호르몬의 변화로 눈에 보이는 폐경기menopause가 있고, 남성은 눈에 보이진 않지만 본인이 느끼는 남성폐경기andropause가 50대 초반부터 나타난다. 그래서 프로의 세계에서도 이런 기준으로 50세가 넘어가면 시니어 투어라 하는 것 같다.

그러나 앞으로는 100세 시대이다. 숟가락 들 힘이 있을 때까지 건강을 유지하며 18홀 카트를 타고 100야드의 드라이버 거리를 치더라도 골프장에 나선다면 그 또한 얼마나 행복한 노후이겠는가. 우리나라 경제의 한 축을 담당하셨던, 지금은 돌아가신 대기업의 선대 회장님은 일주일에 3, 4회는 걸어서 9홀을 돌고 '나같이 행복한 사람이 어디 있겠느냐'며 환하게 웃으셨다고 한다.

그렇다면 시니어들의 단백질 보충제를 어떻게 먹고 어떻게 운동해야 좋을까? 근거중심의학evidence based medicine에 따른 결과를 추적해 보자면, 시중에 나와 있는 단백질 보충제를 근력 운동을 병행하며 어떻게 섭취하는 게 좋을까? 이런 단백질 보충제만 먹는다고 근육이 유지되고 늘어나는 것은 절대 아니다. 근력 운동이 반드시 병행되어야만 도움이 될 것이다. 근육을 키우려면 단백질 일일 권장 섭취량의 1.5배 정도를 섭취하며 운동해야 한다고 알려져 있다. 몸무게가 60kg라면 약 60g 정도, 그러니까 10kg의 체중을 기준으로 10g 이라는 간단한 공식에 적용해 보면 된다. 식품으로 따지면 하루 닭다리 3, 4개 정도의 양이 될 것이다. 우리가 생각하는 것보다 많은 양이 매일 필요하다.

그리고 효과적인 근력 증가를 위해서는 배가 약간 고플 때 근력 운동을 하고, 운동 후 단백질 보충제를 섭취하는 게 좋다고 알려져 있다. 그러니 라운딩 전에는 탄수화물 위주로, 라운딩 후에는 단백질이 많이 함유된 고기 위주로 식사를 하는 것이 이론적으로 올바른 식사법이란 이야기이다.

## 골프 인생 계획 세우기

소위 정보나 지식이 곧바로 실천으로 이어지지는 않는다. 현대인의 운동 부족이나 잘못된 식생활 같은 건강하지 못한 라이프 스타일이 심장병을 비롯해 각종 성인병의 원인임을 어느 누구도 모르는 사람은 없다. 그런데도 운동을 하는 사람이 있는가 하면, 여전히 마음뿐인 사람도 많다. 핵심은 개인의 습관을 바꾸는 것이다.

만약 당신이 이 책을 읽고 운동하는 골퍼가 되어야겠다는 동기 부여가 생긴다면 이건 당신에게 찾아온 새로운 기회다. 일단 당신이 골퍼의 몸을 만들기 위해 운동하기로 마음먹었다면 그다음 문제는 얼마나 오랫동안 실행할 것인가이다. 그다음은 일상생활에서 당신의 운동을 방해하는 모든 장벽을 넘어 당신의 의지를 하나의 습관으로 정착시키는 일만 남았다.

처음에는 운동하기 위한 모든 준비와 시간이 부담스러울 수도 있고, 또 하나의 숙제처럼 느껴져서 마지못해 운동할 수도 있다.

인간은 하나의 행동양식이 일상의 습관으로 정착되는 데 그리 오랜 시간이 걸리지 않는다. 오랜 습관으로 굳어 버린 내 일상의 사소한 버릇들을 찾아보라. 하지 않으면 답답하고 마음이 편치 않은 자기만의 버릇은 누구든지 있을 것이다. 운동을 꾸준히 하는 사람은 운동이 습관이 된 사람들이다. 어쩌다 운동을 거른 날은 오히려 몸이 먼저 신호를 보내온다. 몸이 축 처지고 개운하지 않다고 말이다. 새로 마음을 먹었다면 다음 단계에 따라 먼저 골프 훈련 계획을 세워 보자. 그러면 10년은 충분히 젊어지는 골프를 즐길 수 있을 것이다.


첫째, 목표를 설정한다.

만약 당신이 운동에 대한 관심을 행동으로 옮기려면 목표설정부터 하라. 거창할 필요는 없다. 당신이 무엇을 원하는지만 알면 된다. 목표 설정은 당신이 원하는 것을 쉽고, 명확히 규정된 단계로 변화시킨다. 예를 들어 당신이 드라이버 거리를 더 늘릴 목표를 세웠다면 엉덩이와 허리의 힘, 어깨의 유연성을 키우기 위한 좋은 준비 운동을 고안하면 된다.

목표 설정은 장기적 목표를 기본으로 세우고 그에 맞게 중간 목표를 세워야 한다. 예를 들어 '2년 내에 핸디 9의 플레이'가 장기적 목표라면 그 목표에 도달하기 위한 중간 목표는 핸디 9의 플레이어가 되기 위해 추가적인 힘과 유연성을 키우는 구체적인 운동 항목과 시간을 정해서 계획일지를 작성하는 것이다. 만일 설정한 목표가 현실적이지 못하다고 판단될 때, 즉 핸디 9의 골퍼가 되는 것이 기대 이상의 욕심이라고 판단된다면 목표를 핸디 12 또는 14로 정해야 한다. 장기 목표는 얼마든지 수정할 수 있다.


둘째, 중간 목표는 구체적이고 측정 가능해야 한다.

예를 들어 어깨, 등, 몸통 그리고 다리의 힘과 유연성을 기르기 위해 핵심적인 웨이트 트레이닝을 월요일마다 30분씩 하기로 계획했다면 이는 일관성을 얻기 위한 장기적인 골프 훈련 목표를 세운 것이다. 그리고 일관성을 올리는 데 추가적으로 유연성이 필요하다고 생각되면 어깨와 다리 각각 3가지의 스트레칭 운동을 이틀에 한 번씩 하는 것을 실천 항목으로 계획해 보라. 그러면 이미 성공에 한층 가까워진 것이다. 장기간의 계획을 구체적이고 측정 가능한 단기 행동으로 바꿨기 때문이다.

셋째, 운동을 삶의 일부로 만들어라.

당신이 진정으로 골프 실력을 늘리고 싶다면 운동을 당신 삶의 일부로 만들어야 한다. 이 과정은 아마도 운동 프로그램 수행 중 가장 어려운 부분이겠지만 운동을 습관화하기까지는 어느 정도 감수해야 한다.

체력을 갖추기 위해 운동을 하는 대부분의 골퍼들도 지금처럼 자신에게 가장 잘 맞는 패턴을 발견하기 전까지는 여러 가지 운동 프로그램을 시도하면서 시행착오를 거듭했을 것이다. 그러다가 자기에게 잘 맞는다고 생각되는 최상의 운동이 무엇인지를 깨달은 것이다.

넷째, 반드시 운동량을 기록하라.

동기를 지속적으로 유지하는 가장 효과적인 방법 중 하나는 매일 운동량을 기록하는 것이다. 만약 당신이 이두박근 강화 운동에서 5파운드 덤벨로 시작해서 20파운드로 발전한다면 골프에 대한 자신감은 커질 것이고 심리적으로도 동기는 한층 더 강화될 것이다. 운동은 물질적인 것이다. 당신이 기록한 오늘의 덤벨 파운드 또는 소모한 칼로리는 강한 동기유발 요소가 된다. 기록은 바로 이러한 작은 성취감을 맛보기 위함이다.

『종이 위의 기적, 쓰면 이루어진다』의 저자 헨리에트 앤 클라우저 박사는 '글로 쓴다'는 것은 에너지를 '집중'한다는 것이며, 이 집중된 에너지가 꿈을 현실로 만들기 위해 우주적 작용을 한다는 것이다. 한참 세간에 화제가 되었던 '끌어당김의 법칙'과 무관하지 않다. 기억하자. 기록은 당신이 성취한 것을 매일 상기시키는 '증거'라는 사실을.


## 오래 지속할 수 있는
## 자신만의 운동 환경을 정비하라

왜 사람들은 운동을 꾸준히 하는 데 실패할까? 사람들이 운동을 포기하는 데는 다 그만한 이유가 있다. 도저히 시간을 낼 수 없다거나, 중요한 프로젝트를 맡게 되어 운동에 신경 쓸 틈이 없다거나, 운동한 부위가 아프다든지 등등 정말이지 운동을 그만두어야 할 핑곗거리는 그야말로 가지가지다.

가장 큰 실패의 원인은 행동을 바꾸는 데 필요한 프로세스를 너무 과소평가했기 때문이다. 그 프로세스 설정에 가장 근간이 되는 것은 자신만의 적합한 운동 환경을 돌아보지 않았다는 데 있다.

운동 환경은 특히 운동을 처음 시작하는 사람에게는 매우 중요하다. 당신이 체육관을 이용한다면 당신이 편함을 느끼고, 전문 트레이닝 코스를 밟은 트레이너나 코치들이 운동법과 운동 기구 사용법을 알려주는 곳을 선택하라. 골프체격을 만드는 것은 보디빌딩 선수를 만드는 것이 아니다. 그래서 미스터 유니버스들이 운동하는 곳은 당신의 골프 능력을 향상시키는 최적의 장소는 아닐 것이다.

집에서 운동한다면 운동 공간 또는 방을 편리하게 구성하는 데 시간과 비용을 투자하라. 골프 포스터나 그림을 전략적인 위치에 걸어라. 운동 기구를 영원히 한 자리에 붙박아두지 마라. 대신 처음 몇 주간은 그 구성을 실험하고 조정하라. 즐겁고 기능적인 집의 환경은 운동을 더 쉽게 만든다. 그림과 포스터는 동기를 부여할 뿐만 아니라 운동과 몸 컨디션과의 연관을 끊임없이 상기시켜 준다. 집에서의 운동 공간을 만들 때는 다음 항목들을 명심하자.

- 스테레오, 라디오, 텔레비전 또는 헤드셋 같은 기구를 잘 활용하여 운동 시간을 즐겁게 보낼 방안을 모색하라.
- 매트가 있는 스트레칭 장소도 함께 만들어 운동 후 스트레칭하는 습관을 갖도록 하라.
- 만일 하나 이상의 운동 기구를 갖고 있다면 분리된 운동 룸을 고려하라.

이처럼 자신만의 운동 공간을 구체적으로 정했다면 그다음은 꾸준히 지속하기만 하면 된다. 앞에서 설명했지만 다시 한번 '골프 몸'을 만들기 위한 동기가 약해지지 않기 위해서는 다음의 사항을 기억해두자.

- 특히 반복적이고 지루하기 쉬운 근육 운동은 점차 신체능력이 향상되면서 자신감이 생기는 것을 느낄 수 있으므로, 이에 따른 성취감을 예상하라.
- 하루 중 운동하기 가장 좋은 시간을 찾고 그에 맞춰 프로그램을 계획하라.
- 목표 그 자체만은 아무런 소용이 없다. 반드시 세부적인 행동 아이템을 정하라. 그래야 운동을 더 쉽게 할 수 있다.

- 운동의 목표를 세우는 데 3~4주에 걸친 평균적인 운동기간을 현실적으로 계획하라. 이 항목이 중요한 것은 만약 당신이 어떤 일 때문에 하루나 일주일 동안 운동을 못 했을 때 다시 시작할 수 있게 해 주기 때문이다.
- 자신의 의지와 시간 상황을 고려하여 집에서 운동하는 게 내게 적합한지 헬스나 피트니스 센터 등 체육관을 이용하는 것이 나은지 결정하라.
- 운동 과정을 꾸준히 기록하라. 이는 동기를 유발시키고 티에서 그린으로 향하는 자신감을 배가시킬 것이다.
- 어떠한 운동이라도 전혀 하지 않는 것보다 낫다.
- 몸이 아픈 날은 그냥 거르지 말고 하는 시늉만이라도 해 보자. 무리가 가지 않는 선에서 부분적으로라도 실행하면 육체적인 효과는 미미할지라도 정신적 결의를 강화하는 면에서는 기대 이상의 효과를 건질 수 있다.

## 스윙의 힘을 높이는 10분 스트레칭법

내게 찾아오는 많은 골프 통증 환자들도 처음에는 골프 하는 데

별 불편이 없던 몸이었다. 주말에 연습장에 가서 열심히 볼을 때리고 필드에 나가 어쩌다 잘 맞은 빅 샷의 기쁨과 즐거움을 만끽하며 골프로 인생의 재미를 새록새록 쌓아가던 지극히 일반적인 골퍼였다.

물론 라운딩 후 허리도 뻐근하고 등도 쑤시고 어깨와 손목도 시큰거리긴 했을 것이다. 그래도 며칠 지나면 언제 그랬냐는 듯 멀쩡해지니 아무런 불평 없이 여전히 틈나면 제한된 시간 안에 더 많이 칠 수 있는 연습장을 찾고 골프 채널을 보며 프로의 스윙도 곁눈질로 열심히 익혔을 것이다. 그러다가 어느 순간에는 골프채를 잡지 못하고 급기야 병원을 찾아온다.

이들이 라운드 전후에 제대로 된 스트레칭을 단 10분만이라도 했다면, 평소에 골퍼로서의 기초 체력을 갖추는 데 관심을 기울였다면, 이런 일은 생기지 않았을 것이다. 자, 지금부터라도 늦지 않았다.

진정으로 골프를 사랑하는 골퍼라면 스코어와 비거리에만 목매지 말고 내 몸이 점점 좋아지고 젊어지는 골프를 하자. 그래야 골프도 잘 칠 수 있다. 스트레칭은 비교적 쉽게 배우고 따라할 수 있으나 방법이 올바르지 않으면 효과가 떨어지거나 아예 없을수도 있다. 올바른 방법은 근육이 충분히 이완되도록 지속적으로 근육을 스트레칭 하는 것이다. 체조하듯이 하나, 둘 하면서 반동 bounce을 주는 방법은 근육이 더 긴장하기 때문에 오히려 근육에 손상을 줄 수 있다. 그런데 많은 사람들이 이런 방법을 사용하고 있다.

각 동작마다 10초 이상의 홀딩 타임(최대한 이완시킨 상태에서 정지한 시간)이 필요하고 2~3회를 기준으로 실시한다. 각 동작을 취할 때 반동을 주지 말고, 근육이 팽팽해진다는 느낌을 받으면 충분하다. 시간이 흐를수록 이런 팽팽한 느낌이 줄어드는 것을 느끼게 되면 제대로 스트레칭을 하고 있다는 증거다.

또 스트레칭을 할 때 호흡은 리드미컬하게 깊게 마시고 천천히 내쉰다. 만약 몸을 앞으로 구부린다면 숨을 천천히 내뱉으면서 시작하고 홀딩 타임에는 숨을 참지 말고 가볍게 쉬는 것이 올바른 방법이다. 이때 스트레칭 동작이 숨 쉬는 것을 방해하면 안 된다.

우리 몸의 근육은 '스트레치 반사stretch reflex'에 의해 보호되고 있다. 갑자기 너무 무리하게 근육을 늘린다면 근육으로 가는 신경에서 당신의 근육이 너무 많이 늘어났다고 경고 사인을 보내는데, 그 시작이 바로 근육이 수축되면서 통증이 오는 것이다.

이는 근육의 손상을 예방하는 일종의 방어기전인데, 이를 무시하고 과하게 스트레칭을 한다면 오히려 근육이 손상된다. 물론 통증은 더욱 심해진다. 과거 일부 스포츠에서 '근육을 찢어야 유연해진다'고 처음의 약한 통증쯤은 무시하고 그대로 근육 운동을 권했는데, 이것은 위험천만한 일이다.

정확하게 규칙적으로 스트레칭을 한다면 근육에 통증이 없으며 오히려 평상시에 있던 통증도 사라질 수 있다. 즉 스트레칭 중에 통증이 있다면 잘못된 스트레칭이란 것이다. 이런 기본적인 개념을 머릿속에 항상 기억하고 있어야 한다.

그렇다면 골퍼를 위한 통합된 스트레칭 방법은 없을까? 미국 스포츠학회에서 발표한 자료를 참고로 최소한의 시간으로 최대의 효과를 볼 수 있는 방법을 필자가 고안했다. 모두 10분 안에 끝낼 수 있는 스트레칭법이다. 이 방법을 락커에서, 9홀을 돌고 쉴 때, 그리고 라운드 후 목욕탕에서 하도록 하자. 한 자세당 15초를 유지하고 2~3회를 반복한다.


**1. 발바닥, 종아리 근육 및 어깨의 근육을 동시에 풀어주는 스트레칭**

벽에 등을 대고 팔을 위로 쭉 뻗은 자세로 발뒤꿈치를 벽에 최대한 붙인다. 이때 발뒤꿈치가 바닥에서 떨어지지 않은 채 한쪽 발등을 위로 들어올린다. 이 동작은 양발을 교대로 2회 실시한다.

## 2. 손목 근육 스트레칭

앞으로 팔을 뻗은 후 오른쪽, 왼쪽으로 최대한 돌릴 수 있는 데까지 움직인다. 그 상태로 15초 정도 계속하다가 다시 손바닥 부분을 몸 쪽으로 향하게 한 후 위와 같은 방법으로 오른쪽, 왼쪽으로 돌려준다.

## 3. 앞 허벅지 근육과 어깨를 동시에 풀어주는 스트레칭

의자의 등받이 바깥 면과 등이 마주 보이게 서서 팔로 의자 등받이를 잡고 천천히 무릎을 굽혀 앉는다. 앞 허벅지와 어깨 앞쪽이 타이트한 느낌을 받으면 그 자세에서 15초 머문다. 이 동작을 3회 실시하되 평소 무릎 통증이 있는 사람은 이 스트레칭법을 피하도록 한다.

## 4. 엉덩이 근육과 뒷 허벅지 근육, 허리와 팔목 근육을 동시에 풀어주는 스트레칭

가부좌를 하고 깍지 낀 양손의 손바닥을 위로 올리면서 상체는 천천히 앞으로 구부린다. 이 상태에서 15초 정도 머문다. 이 동작을 3회 정도 반복한다.

5. 옆구리 근육과 옆 허벅지 근육을 동시에 풀어주는 스트레칭

양팔을 머리 뒤로 겹쳐 잡는다. 이 상태에서 허리를 천천히 돌려 오른쪽 팔꿈치가 왼쪽 발을 향한 자세에서 멈춘 후 15초 머문다. 좌우측 교대로 2회씩 실시한다.


10분이면 이 다섯 가지 동작을 충분히 다 할 수 있다. 클럽 하우스에 예약 시간보다 최소한 30분 전에 도착하여 반드시 티샷 전 스트레칭을 하라. 이 스트레칭 후에는 채를 잡고 연습 스윙을 하면서 근육의 긴장도를 높여가라. 또 라운드 후에는 같은 방법으로 목욕탕에서 실시한다면 이 방법만으로도 골프로 발생할 수 있는 근육 및 힘줄, 인대의 손상을 줄일 수 있다. 뿐만 아니라 스윙은 리듬감이 실려 매우 부드러워질 것이며 '오늘은 몸이 굳어서 공이 잘 안 맞아'라는 핑계도 사라질 것이다.

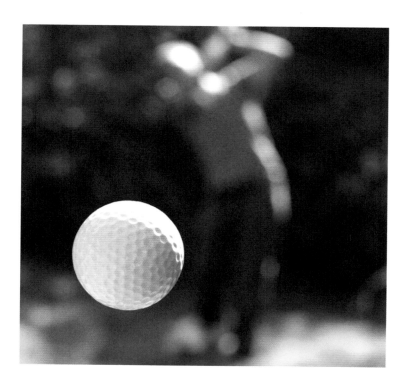

어떤 사람들은 목표에 거의 다다른 시점에서
계획을 포기한다.
반면에 어떤 사람들은
마지막 순간에 전보다 더 열정적인 노력을
쏟아 부음으로써 승리를 거머쥔다.

헤로도토스

# 실력을 발휘할 수 있는 라운딩 컨디션을 챙겨라

골프 영양학자들은 일정한 식사와 간식 일정 등 골퍼의 균형 잡힌 식이는 체력을 단련하고 골프 실력을 향상시키는 데 큰 영향력을 미친다고 말한다.

대체로 라운딩 후반에 스코어가 무너지는 이유는 버디 찬스에서 잘못된 음식 섭취로 혈당이 떨어지기 때문인데, 혈당이 떨어지면 신경과민에 집중력을 잃기 쉽다. 제대로 실력을 발휘할 수 있는 컨디션을 유지하기 위한 식이요법은 무엇일까?

● 라운드 당일 아침식사를 거르지 말자. 아침식사로 적당한 영양분을 공급하지 않으면 피로가 누적되어 후반에는 무너지기 쉽다.

● 갈증이 생기기 전 미리 물을 마셔라. 3홀마다 한 컵 정도가 좋다. 보통 골퍼들은 집중하다 보면 몸에서 보내는 작은 갈증 신호를 무시하고 참는 경우가 많은데, 우리 몸은 탈수 위험에 대한 경고 사인이 너무 늦게 온다는 것을 기억하라.

● 하루 여러 끼로 나누어 소식하고 저녁 후에는 산책을 하라. 체중을 줄이고 싶은 골퍼는 식품의 열발생 효과를 최대한 이용하자.

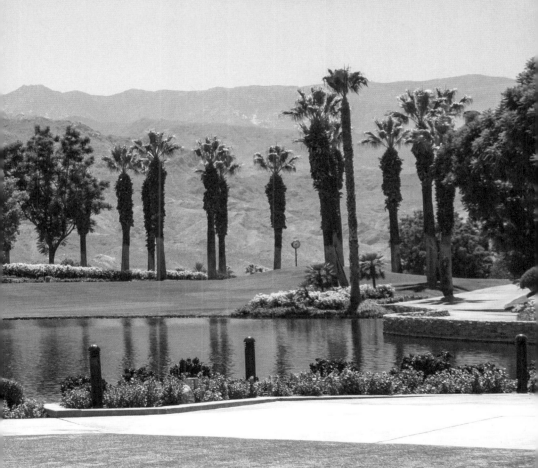

# 건강 골퍼들은
# 준비도 철저하다

인간이 평생 걷는 거리는 지구를 4바퀴 도는 정도의 거리라고 한다.
또 걸을 때마다 약 2.5톤 정도의 하중이 발에 실리는데
신이 만든 걸작 중 하나인 발의 구조는 이것을 잘 견디게 만들어져 있다.
하지만 골프는 걷기만 하는 것이 아니고 좌우로 비틀림을 견디며
힘을 사용하는 운동이다. 따라서 스윙에서 오는 스트레스는
신의 걸작인 발의 구조조차도 감내하기 힘들다.

*Eighteen Holes,*
*Many Years Younger*

# 7장

# 비기너 골퍼가 놓치기 쉬운
# 건강 골프 상식

라운딩 목표를 세워라. 게임의 목표를 설정한다는 것은
울창한 숲에 길을 내는 것과 같다.

## 여름철 골프, 이것만은 꼭 지켜라

우리나라의 여름은 습하고 덥다. 이런 기후 조건에서 골프를 즐길
때 조심해야 할 몇 가지 사항이 있다. 한낮에는 지열과 습한 열기
와 뙤약볕으로 실제 체감 온도는 이보다 더 올라갈 수 있다. 이런
상태에서 가장 문제가 되는 것은 심장의 부담과 일사병이다.

무더운 여름철에 훈련을 해야 하는 군대에서 지휘관이 가장 신
경 쓰는 부분이 '일사병'이다. 건장한 군인들도 일사병을 겪는데,
하물며 한낮에 4~5시간 걸어서 라운딩을 하는 것은 자칫 몸에 무

리를 줄 수 있다.

특히 담배를 피우는 골퍼들이라면 근육에 필요한 산소와 영양분을 공급하는 실핏줄이 영향을 받기 때문에 종아리 경련이 오거나 심장에 문제가 생길 가능성이 더욱 높아진다.

더운 여름철에는 가능하면 카트를 타고, 그늘집에서는 이온음료보다는 생수로 충분히 수분 보충을 하거나 수박 같은 계절과일을 먹는 게 좋다. 가능하면 라운딩 도중에 새 티셔츠로 갈아입으면 쾌적한 상태를 유지할 수 있으므로 여분의 윗도리 한 벌을 준비해 두어도 좋다.

유난히 땀을 많이 흘리는 어떤 골퍼는 그늘집마다 비치해 놓은 알소금을 몇 알씩 먹기도 하는데, 이것은 가급적 피해야 한다. 오히려 위장 장애를 일으키기 쉽고 혈압을 올릴 수 있기 때문이다. 우리 몸은 어떠한 상황에서도 스스로 조절하는 능력이 있기 때문에 땀을 많이 흘렸다고 해서 일부러 알소금을 집어먹을 필요까지는 없다.

하지만 다음과 같은 증상이 오면 아쉽지만 라운딩을 중지해야 한다. 어지럽다든지, 몸에 한기를 느낀다든지, 몸에 닭살이 돋는 듯한 느낌이 든다면 당장 중지해야 한다. 또 가슴이 답답해지는 기분이 들어도 마찬가지이다. 이 모든 증상은 우리 몸에 이상이 생겼다는 긴급 사인이기 때문에 즉시 라운딩을 중지하고 그늘에서 허리띠를 풀고 충분한 물 공급과 함께 누워서 휴식을 취해야 한다. 상태가 악화된다면 바로 응급실로 가야 한다. 몸에 이런 사인이 와도 날씨가 더워서 그런가보다 하고 강행하다가는 자칫 큰 사고로 이어질 수 있다.

무덥고 습한 날씨가 계속되는 장마철에는 특히 발을 청결하게 유지해야 한다. 특히 당뇨병이 있는 골퍼의 경우에는 발 건강에 각별한 주의가 필요하다. 당뇨병이 오래 진행된 경우 발바닥의 감각이 둔해지고 심한 경우에는 감각이 아예 없어진다. 그래서 이런 골퍼가 장마철에 발이 짓무르거나 상처를 방치하게 되어 상황이 악화되는 경우가 많다.

그러므로 라운딩 후 발을 깨끗이 씻고 완전히 건조시켜야 하며 집으로 돌아와서는 자신의 발바닥에 상처가 있는지 꼼꼼하게 확인하는 것이 좋다. 발바닥에 상처가 있다면 반드시 전문의와 상의하여야 한다.

한번은 여름에 제주도에서 골프를 칠 때의 일이다. 라운딩 도중 한두 방울 비가 내리기 시작하더니 천둥 번개까지 쳤다. 그런데도 일행 중 아무도 그만두자는 사람이 없고, 골프장에서도 아무런 안내방송이 없었다. 옆에 있는 캐디들도 괜찮다고 하니 답답한 속마음을 감추느라 끙끙 속앓이를 한 적이 있다.

우리 일행뿐 아니라 필드에 있는 모든 골퍼들이 비옷을 입은 채 강행하는 모습이었다. 만약 미국의 경우 이런 상태에서 골프를 중지하도록 사이렌이 울리지 않았다가 사고가 나면 골프장 측은 책임을 면할 수 없다. 우리나라도 규정을 만들어 이런 경우 골프장에서는 사이렌을 울려 모든 경기를 중지하는 것이 마땅하다.

1991년 미네소타 주 체스카에서 열린 US오픈 그리고 인디애나 주의 카멜에서 열린 챔피언십 경기에서 갤러리가 번개를 맞고 사망했으며, 국내에서도 이런 일이 발생한 사례가 있다. 이 일이 있은 후로 US PGA에서는 악천후나 긴급할 때는 경기 중단 또는 일시 중단을 사이렌으로 알린다.

번개가 치면 그늘집으로 피해야 하며 시간이 없다면 카트로 피하는 것이 좋다. 이때 우산을 쓰면 위험하다. 피할 시간이 안 되면 벙커에 웅크리고 있는 것이 그래도 안전하다. 또 쇠로 된 클럽, 즉 아이언과 쇠 꼭지가 달린 우산 등은 손에 들고 있지 않도록 한다. 여름철에 골프를 칠 때는 다음의 사항에 꼭 유의하자.


1. 여름철 뙤약볕의 한낮 라운딩은 가급적 자제하자. 만일 어쩔 수 없이 라운딩을 하게 되면 2리터 정도의 물을 마시자. 라

운딩 중 어지럽거나, 닭살이 돋거나 멍해지는 느낌이 있으면 즉시 중단한다.

2. 라운딩 중 갈증이 나지 않더라도 수시로 물을 마시고 흡연자들도 가급적 담배를 피우지 않는 것이 좋다.

3. 골프를 치면서 더운 날씨로 인해 지치는 기분이 들면 물과 함께 빠른 에너지원이 되는 바나나 같은 섬유질의 탄수화물을 섭취하자.

4. 자외선은 피부 노화와 피부암의 주요 원인이다. 노출된 피부에 2~3시간마다 자외선 차단 크림을 충분히 바른다.

5. 당뇨병이 있는 골퍼는 발을 완전히 건조시켜야 하며 상처가 있는지 매일 확인해야 한다. 더위에 짓물러도 모르는 당뇨 골퍼가 상당수 있다.

6. 자신의 혈압과 최대 허용 맥박수를 알고 수시로 체크하여 조금이라도 이상이 생길 경우 전문의와 상의한다.

7. 골프화는 라운딩 후에 완전히 햇볕에 말려 곰팡이가 피지 않도록 신경을 써야 하고 골프화가 제대로 마르지 않은 상태에서 다시 신고 골프를 해서는 안 된다.

# 골퍼들의 침묵의 적, 피부 노화

이제 시니어 투어에서 가끔 볼 수 있는 53세의 어니 엘스는 190cm에 100kg의 큰 체구지만, 물 흐르는 듯한 유연하고 아름다운 스윙을 하면서도 엄청난 장타자여서 'easy swing'이란 별명을 달고 다녔다. 그는 90년대 후반, 2000년대 초반 세계 최정상의 프로 골퍼 중 한 사람이자 게리 플레이어의 뒤를 이은 또 한 명의 남아공 골프 황태자였다.

그의 인터뷰 동영상을 보고 놀란 적이 있다. 목의 주름살이 마치 늙은 코끼리 가죽처럼 쭈글쭈글했다. 물론 체중 조절을 하면서 생긴 목의 주름일 수도 있으나, 햇빛 자외선에 의한 피부의 손상일 가능성이 높다.

특히 여름철에는 높은 기온, 습도와 함께 자외선의 양이 최고에 이른다. 따라서 라운드를 할 때 조금만 피부 관리를 소홀히 하면 피부가 거칠어지거나 색소 침착으로 기미, 잡티, 주근깨 및 피부 노화를 일으키기 쉽다. 뿐만 아니라 과도한 땀과 피지 분비로 모공이 넓어지고 피부가 늘어지기 쉽다. 여성 골퍼보다 화장을 하지 않는 남성 골퍼들의 피부가 더 손상되기 쉽다.

2000년 3월 미국 피부과학회에서 '피부암을 알자Know Skin

Cancer'라는 캠페인을 벌인 적이 있다. 장시간 햇빛을 받으며 운동할 수밖에 없는 골퍼들을 위해 시니어 프로의 대표적인 선수인 헤일 어윈과 여성 프로인 미쉘 맥간이 공동으로 캠페인을 벌였다.

매년 미국에서는 약 130만 명의 새로운 피부암 환자가 생긴다고 하니 매우 놀라운 소식이다. 이런 결과를 두고 미국 피부과학회에서는 일반인들을 대상으로 자외선의 위험성을 알리고, 일반인 스스로가 자외선의 위험에서 스스로를 보호해야 한다는 경각심을 높이기 위해 각종 캠페인을 계획한다. 이런 노력으로 미국 피부과학회와 미국 골프협회는 이 캠페인에 동조하는 250만 명의 시민으로부터 고맙다는 편지를 받는 등 큰 반향을 일으켰다.

피부과 전문의들은 특히 어렸을 때 자외선 차단이 중요하다고 한다. 자외선에 의한 피부 손상은 80%가 어렸을 적에 일어난다는 학회의 보고가 있는 만큼 특히 주니어 선수들에게 자외선의 위험성을 반드시 교육하고 연습과 시합 때에는 반드시 피부 보호를 위한 방안을 의무화하는 것이 필요하다.

다음은 미국 피부과 학회에서 골퍼들이 꼭 지켜야 할 사항을 정리한 것이다. 이를 참조하여 여름철 자외선 보호에 스스로 대책을 세우도록 하자.

1. 적어도 자외선차단지수SPF가 15이상, 물과 땀에 잘 지워지지 않는 크림을 바른다. 라운드 30분 전 노출된 피부에 골고루 바르고 9홀을 돌면 다시 한번 바른다.

2. 햇빛을 덜 받기 위해 우산을 쓰고 햇빛이 매우 강한 한낮에는 카트를 탄다.

3. 긴 바지와 팔이 긴 상의를 입는다.

4. 챙이 넓은 모자를 쓰고 선글라스를 착용한다.

5. 티샷을 기다리거나 쉴 때는 그늘에서 기다린다.

6. 입술을 보호하기 위해 립크림을 바른다.

7. 장갑은 양쪽을 다 낀다.

8. 자외선이 가장 강할 때가 10시부터 4시 사이이므로 티 오프는 오전 8시 전에 그리고 오후 4시 이후에 하라.

9. 정기적으로 스스로 피부를 검사하고 이상이 발생하면 바로 피부과 전문의를 찾아가 상담하자.

# 신년 골프를 준비하는
## 겨울철 라운딩을 위한 5가지 메모

많은 의학 보고서들이 가을과 겨울 사이에 뇌출혈이나 뇌경색 그리고 심장 발작이 많이 발생한다고 보고하고 있다. 일전에 일본의 골프장 돌연사에 관한 주의해야 할 뉴스를 보았다. 골프 중 발생하는 돌연사의 원인은 목과 어깨 주위 근육이 충분히 이완되지 않아 경동맥이 눌리기 때문이라는 것이다. 의아하게 생각할 수 있으나 의학적으로는 충분히 가능성이 있는 이야기이다.

골프 중 돌연사는 주로 추운 날씨에 퍼팅을 할 때 긴장감으로 심장에 과도한 부담을 주어 발생하는 것으로 알려져 있다. 그러나 이 보고서에 따르면 골프 스윙 때 목(경추)은 고정시킨 채 몸통이 회전하면서 굳어져 있는 목과 어깨 주위 근육이 순간적으로 목에서 뇌로 올라가는 경동맥을 눌러 어지러움을 유발하고 이것이 뇌로 흐르는 혈류를 차단하여 뇌경색을 일으킨다는 새로운 주장이다.

물론 건강한 혈관을 가진 사람들에게는 드문 일이지만 40대 이후 담배를 피우는 고혈압 환자라면 한 귀로 흘릴 얘기는 아니다. 무엇보다 경동맥의 초음파를 통해 혈관의 혈류 속도와 혈관이 좁아지진 않았는지 특히 시니어 골퍼는 2년에 한 번 정도는 검사하는 것이 좋다.

또 한 가지 일본의 보고서에 의해 새로 밝혀진 사실은 두부와 깨가 심장 돌연사를 예방할 수 있는 한 가지 방법이라는 것이다. 심장 발작의 한 원인은 심장 근육의 마그네슘이 고갈되어 심장 근육의 마비를 초래한다는 것이다. 그래서 두부와 깨에 있는 자연산 마그네슘이 이를 어느 정도 예방할 수 있을 것이란 보고이다. 더 많은 연구가 필요하겠지만 맛있고, 비싸지 않고, 먹기 쉬운 두부와 깨를 섭취하여 심장 발작을 예방할 수 있다면 안 먹을 이유가 어디 있겠는가?

겨울철에 레슨 코치들은 실전보다는 연습장에서 샷을 교정하고 주기적으로 점검하는 것이 효과적이라고 말한다. 하지만 국내 골퍼들은 이것저것 따질 겨를이 없다. 1년 중 마지막 달부터는 납회가 이어지고, 1월에는 또 신년 골프를 빙자해 '필드행'을 고집한다. 코로나 방역 정국인 작년 겨울 따뜻한 나라로 해외 원정을 가지 못한 많은 골퍼들이 추운 겨울 날씨도 마다 않고 골프장은 풀 부킹 상태였다. 효과적인 겨울 골프를 즐기는 법을 알아보자.

첫째, 겨울철에는 무엇보다 안전이 최우선이다. 몸을 움츠린 상태라 넘어지면 곧바로 큰 부상이 되기 쉽다. 골프장 이동 중에는 더욱 조심해야 한다. 티잉그라운드를 오르내릴 때나 턱이 높은 벙커에서도 서두르면 곤란하다. 티잉그라운드의 멍석이나 매트도 딱딱하게 얼어있다는 것을 염두에 두어야 한다. 미끄러지면 크게 다친다. 내가 아는 한 사람도 겨울철에 미끄러져 어깨 인대 파열로 수술을 받았다. 결국 1년간 골프를 치지 못했다.

또 경사지나 해저드 주위에서 무리한 샷을 시도하는 것은 절대 금물이다. 지난해에는 골프장의 워터 해저드 근처에서 샷을 하던 골퍼가 중심을 잃고 미끄러져 익사하는 사고가 발생했다. 카트 사고도 심심치 않게 일어나는데, 경사지나 커브길에서는 반드시 서행을 하고, 탑승 중에도 손잡이를 꼭 잡도록 하자.


둘째, 라운딩 준비는 철저하게 보온에 초점을 맞추고 얇은 옷을 두세 겹 껴입도록 하자. 스윙 감각이 둔해질 것을 염려해 옷을 얇게 입는 골퍼들이 많은데 추운 것보다는 낫다. 두툼한 옷보다는 얇은 옷을 여러 벌 껴입어 몸을 따뜻하게 해야 한다. 털모자와 목토시는 필수품이다. 귀마개와 보온용 장갑, 손난로 같은 난방용 소품도 꼼꼼하게 챙기도록 하라.

겨울철 골프 마니아를 위해 첨단 신소재로 만든 다양한 이너웨어는 물론 고어텍스 같은 등산용 소재로 만든 방한 의류가 다양하게 출시되고 있다. 비싸다고 아낄 것이 아니라 겨울철 안전한 골프를 위해 장만해 두도록 하자.

셋째, 따뜻한 물을 자주 마시면서 체온을 유지하고, 양손을 비비며 스트레칭을 자주 해 주는 것이 겨울철 라운드의 핵심이다. 샷 직후에도 춥다고 냉큼 카트에 오를 것이 아니라 조금씩은 걸어서 몸에 온기를 불어넣어 추위에 적응하도록 하자. 이때 미끄러지지 않기 위해 스파이크는 새 것으로 갈아 끼워 두자.

넷째, 어디서든 스트레칭하라. 집이나 사무실, 연습장에서의 화두는 스트레칭이다. 틈나는 대로 몸을 충분히 풀어줘야 부상을 막을 수 있을 뿐만 아니라 건강을 위한 골프를 할 수 있다.

다섯째, 연습장에서는 웨지부터, 즉 작은 스윙부터 연습하라. 추운 날에 무작정 풀스윙을 반복하면 근육이 놀라 부상의 위험이 따를 수 있다. 혹한기라면 실내에서 몸을 녹여가며 다시 연습하는 식으로 여유를 가져야 한다. 타석 머리 위의 난방시설은 너무 오랜 시간 동안 연습에 몰두할 경우에 현기증을 유발할 수도 있으니 중간중간 새로운 공기를 마시면서 휴식을 취하도록 하자.

# 체중 이동이 잘되는
# 좋은 골프화의 5가지 조건

발은 몸의 체중을 버티는 중요한 신체구조이다. 발 뼈의 조합이 어긋나면 신체에도 좋지 않은 영향을 미쳐 각종 병의 원인이 된다. 인간이 평생 걷는 거리는 지구 4바퀴를 도는 정도의 거리라고 한다. 또 걸을 때마다 약 2.5톤 정도의 하중이 발에 걸리는데 신이 만든 걸작 중에 하나인 발의 구조는 이것을 잘 견딜 수 있도록 만들어졌다.

하지만 골프는 걷기만 하는 것이 아니고 좌우로 비틀림을 견디며 힘을 사용하는 운동이기에 스윙으로 오는 스트레스에는 발이 약하다. 이것을 보상해 주는 것이 좋은 골프화이고 필요하면 안창 insole으로 이런 스트레스를 줄여야 한다.

골프화는 발을 지지할 뿐만 아니라 힘의 전달 과정에서 스파이크 시스템을 통해 땅을 붙잡는 역할을 한다. 그러나 스윙을 할 때나 걸을 때 모두 신발 내 발의 움직임이 편해야 한다. 발은 동시에 발의 안쪽 회전과 바깥쪽 회전의 정상적 기능이 가능한 중립적 위치를 유지해야 한다. 그래야 스윙할 때 체중 이동이 잘 될 수 있다.

좋은 골프화를 고르는 기준은 신었을 때 가볍고 편안해야 하며 스윙 때 체중 이동의 안정성을 위해 바닥이 잔디에 미끄러져서는 안 된다. 또한 필드를 걷기에 무조건 편한 것만을 최우선 점으로 둘 것이 아니라 스윙의 안정성과 편의성을 기준으로 자신에게 맞는 최적의 골프화를 구입해야 한다. 그래야 골프화로 인해 발의 통증을 느낀다거나 스윙할 때 방해를 받는 일이 없을 것이다.

좋은 밑창은 몇 가지 특징을 가지고 있다. 뒤꿈치와 아치의 지지가 완전할수록 좋다. 게다가 밑창은 마찰 방지용 양말 라이너를 대는 효과를 낸다. 또 밑창을 고를 때에는 발 앞쪽의 유연성을 고려해야 한다. 코스를 걸을 때 신발이 발의 곡선에 맞게 굽혀져야 하고 밑창 역시 파열 없이 굽혀져야 한다.

잘 만들어진 안창은 발을 편안하게 해주고 동시에 경기력을 향상시키는 데에도 도움을 준다. 더 나아가 내 발에 맞게 주문한 안창은 허리의 통증을 완화시킬 뿐만 아니라 효과적이고 효율적인 스윙을 할 수 있도록 도와준다. 안창은 앞으로 점점 기능이 발전할 것이며, 대부분의 골퍼들은 과학적으로 디자인된 안창을 사용할 수 있다.

특히 라운딩 후에 발 통증이 있을 때 신발에 이상이 있는 것이 아닌지 점검해 봐야 한다. 무조건 비싸다고 해서 좋은 건 아니다. 기능적으로 잘 만들어진 골프화를 선택해야 한다. 그렇다면 골프화를 고를 때 어떤 조건을 따져봐야 할까?

첫째, 골프화는 발이 좀 늘어난 저녁에 사는 것이 좋고, 발에 딱 맞는 것보다는 조금 넉넉하고 발볼이 편안해야 한다.

둘째, 길이는 가장 긴 발가락보다 0.5~1cm 정도 커야 한다.

셋째, 골프화는 무엇보다 측면 안정성이 중요하다. 즉 체중 이동을 할 때 발이 단단히 고정되도록 하기 위해서는 신발 바닥이 단단해야 하고 일반 구두보다 조금 낮은 신발이 안정성이 있다.

넷째, 안창은 걸음걸이에 불편이 없도록 약간의 쿠션이 있어야 한다.

다섯째, 구두의 표면 소재는 가죽으로 만들어진 것이 좋으며 운동화와 같은 천이나 망사로 만들어진 것은 스윙시에 좌, 우로 밀려 바람직하지 않다.

## 야간 골프는 또 다른 준비가 필요하다

야간 골프의 묘미는 아는 사람만 안다. 한여름의 폭염을 피해 어둑해질 무렵 그린을 밟는 시원함은 생각지도 못했던 또 다른 골프의 재미를 선사해 준다. 개구리와 풀벌레 울음소리를 들으면 그동안 잊었던 삶의 여유를 되찾는다.

선선한 밤바람과 함께 즐기는 야간 골프는 집중력도 높여 준다. 서치라이트로 비춰진 파란 잔디를 보며 그늘집에서 친구나 동료들과 이야기를 나누는 즐거움도 평소와는 색다르다. 이처럼 한여름 밤의 야간 골프는 낮에 치는 골프와는 전혀 다른 새로운 매력이 있다.

그러나 야간 골프에도 주의할 점이 있다. 평소 잘 움직이지 않던 늦은 시간이기 때문에 컨디션 조절이 쉽지 않을 수 있기 때문이다. 야간 골프시에는 무엇을 준비하고 주의해야 하는지 알아보자.

의학적으로 야간 운동은 낮보다 효율이 높다고 밝혀진 바 있다. 신진대사를 돕고 신체의 각성도를 높여 운동 효과를 높여 주는 부신피질과 갑상선자극호르몬 분비량이 많아지기 때문이다.

또 낮에 활동한 후라 새벽 골프보다 부상의 위험도 줄일 수 있다. 그러나 야간 골프는 수면 문제를 일으킬 수도 있는데 몸의 온도가 높아지고, 교감신경이 흥분돼 불면증 증상이 나타날 수 있다.

야간 골프 후 나타나는 불면증은 일시적인 증상이지만 반복되면 좋지 않음은 당연지사다. 그러므로 한여름 야간 골프를 즐기는 직장인 골퍼라면 수면 시간을 조율할 필요가 있다. 최소 1주 전부터는 조금씩 늦게 자는 연습을 해서 잠을 조절해야 한다. 또 야간 운동의 특성상 졸음을 쫓기 위해 커피나 담배 등을 자주 찾게 되는데 되도록 피하는 것이 바람직하다.

어느 해인가 여름에 말라리아 환자가 발생했다는 보건당국의 보고가 있었다. 서울, 경기 지역에서 말라리아를 전파하는 모기가 발견되고 환자도 몇백 명 발생했다고 한다. 우리나라에서 유행하는 말라리아는 주로 '삼일열 말라리아'라고 하는 혈액기생충 질환이며 암모기의 흡혈에 의해 전파된다.

모기는 주로 해 진 이후부터 새벽까지 활동하며 습한 곳에 많이 서식한다. 따라서 저녁 느지막하게 또는 새벽에 게임을 즐기는 골퍼는 말라리아를 옮기는 모기의 아주 좋은 공격의 대상이 될 수 있다.

특히 나이 든 골퍼는 각별히 주의할 필요가 있다. 말라리아는 적절한 치료를 받는다면 별 문제가 되지 않지만 일단 발병하면 식욕이 떨어지면서 오한과 고열이 반복되는 증상으로 고생하기 때문이다. 그러므로 모기에 물리지 않는 것이 상책이다.

가급적 저녁이나 새벽에 즐기는 야간 게임을 자제해야 하며, 부득이한 경우라면 향수를 뿌리지 않도록 하고 자주 땀을 닦아내야 한다. 또 긴 팔과 긴 바지를 입도록 하자. 피부가 노출되는 부위에 모기 기피제를 뿌리거나 바르는 것도 한 방법이다.


# 가을철 골프장 잔디는
# 전염 바이러스의 온상이다

따스한 햇볕과 바람이 적당히 부는 골프의 황금 계절은 역시 가을이다. 잔디에 앉거나 누워 동료들과 담소하며 가을 햇빛을 만끽하는 기분도 골프의 재미에 빠질 수 없다. 하지만 주의해야 할 사항이 있다.

매년 9월 말이 되면 날씨가 건조해지면서 유행성 출혈열과 쯔쯔가무시병에 대한 경고를 종종 접하게 되는데 이는 골프장도 예외는 아니다. 골프장에서 감염될 수 있는 유행성 출혈열은 한탄바이러스, 쯔쯔가무시 병은 '리케치아 쯔쯔가무시'라는 병원체에 의해 감염이 된다.

원인은 다르나 유행성 출혈열은 가을 건기에 들쥐의 배설물에 섞여 있던 바이러스가 공기 중에 떠다니면서 호흡기를 통해 감염되고, 쯔쯔가무시는 숲속에 있는 진드기에 물려 감염된다. 페어웨이와 그린은 잔디 보호를 위해 소독제를 뿌리기에 그마나 안전하지만, 깊은 러프나 풀 속에 오비 난 공을 찾아 들어가지 않도록 하자.

골프장에 다녀온 후 또는 성묘 후에 2~3주 정도 지나 심한 두통과 함께 갑자기 열이 오르면 유행성 출혈열이나 쯔쯔가무시 병을 의심해야 한다. 얼굴과 몸 곳곳에 반점이 나타나고 눈이 충혈되면 반드시 병원으로 가서 검사를 받아야 한다. 치료를 하면 후유증 없이 회복되나 매년 수백 명 정도의 환자가 발생하고 있다. 유행성 출혈열이나 쯔쯔가무시 병은 사람과 사람에게 직접 전염되지는 않는다.

특히 면역력이 떨어진 시니어들은 한타 박스라는 예방주사를 한 달 간격으로 2회 예방접종을 하고, 골프장에서 잔디에 앉거나 눕지 않기, 그리고 오비가 나면 숲으로 들어가지 않고 공을 포기하기, 긴 바지 착용으로 진드기에 물리지 않도록 주의하는 수밖에 없다.

가끔 가을철 벌 떼를 주의할 일도 있다. 가을이 오면 벌들은 겨울을 대비하여 산란권을 넓힌다. 최근에 주택가에서도 말벌이 나타나고 있고, 추석즈음에 벌초하다가 벌에 쏘이기도 한다.

만약 라운딩 중에 벌을 만나면 어떻게 해야 하는가? 골프를 할 때 몇 가지 주의 사항만 지키면 벌에 쏘일 위험을 크게 낮출 수 있다. 우선 벌을 자극할 수 있는 밝은 색깔, 원색의 옷은 피하는 것이 좋다. 그리고 향기가 많이 나는 화장품이나 무스, 젤 등은 될 수 있으면 사용하지 않는 것도 방법이다.

만약에 벌에 쏘였을 때는, 독성 물질이 온몸에 퍼지므로 절대 피부를 문지르거나 긁어서는 안 되고 얼음주머니나 찬 물수건으로 냉찜질을 해 주면 독에 의한 붓기를 가라앉히고 통증을 줄일 수 있다.

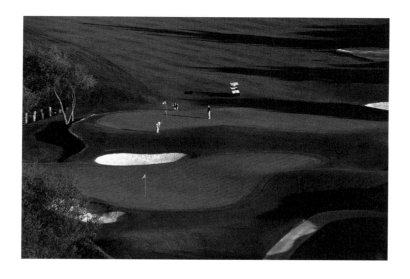

골프는 정신적인 게임이다.
마치 선Zen을 하는 것과 같아서
정신이 주도하도록 해야 한다.
에이미 올컷

# 쾌적한 라운딩에 필요한 준비 사항을
# 꼼꼼하게 챙겨라

자기 관리는 사소한 것에서부터 시작된다. 한여름 뙤약볕 라운딩, 야간 라운딩, 겨울철 라운딩, 골프장의 잔디, 골프화 등등 골퍼의 건강을 위협하는 적은 어디에나 도사리고 있다. 쾌적한 라운딩을 즐기려면 필드에 나서기 전 빠진 것이 없는지 점검하자.

● 여름철 뙤약볕의 한낮 라운딩은 가급적 자제하자.
  라운딩을 하더라도 2리터 정도의 충분한 수분을 섭취해야 한다.
● 노출된 피부에 2~3시간마다 자외선 차단 크림을 충분히 바르도록 하자.
  여름철 골퍼의 최대 적은 피부 노화다.
● 겨울철 라운딩 중에는 따뜻한 물을 자주 마시면서 체온을 유지하고, 양손
  을 비비며 스트레칭을 자주해야 한다.
● 무조건 걷기에 편한 골프화를 고를 것이 아니라 스윙 때 바닥이 잔디에 미
  끄러지지 않도록 체중 이동의 안정성을 고려한 골프화를 선택해야 한다.

골퍼 나이 따로 있다,
평생 가는 건강 골프

운동 과학자들은 실제 나이와 신체적 기능상의 나이를 따로 나누었다.

기능상의 나이는 신체적인 상태와 신체적인 능력을 감안한 나이다.

우리에게 반가운 소식은 꾸준히 운동을 하면 나이가 들어서도

생리적인 요인들과 노화 현상을 지연시킬수 있고,

신체적 능력을 향상시킬 수 있다는 사실이다.

*Eighteen Holes,*
*Many Years Younger*

# 8장

# 노화 막고 골프로
# 여유롭게 오래 살기

건강한 것이 최종 목적지는 아니다.
그것은 삶을 살아가는 방법이며 자연적인 상태다.

_ 존 빙햄

## 내 몸에 시간이 어떻게 쌓일까?

1980년대 후반에 골프를 처음 시작할 때 나의 골프 우상은 톰 왓슨이었다. 1974년 웨스턴 오픈에서의 우승을 시작으로 PGA 투어에서 39번 우승했다. 시니어로 들어선 후에는 챔피언 투어에서 4번 우승한 톰 왓슨의 당시 나이는 55세. 그는 스탠퍼드 대학에서 심리학을 전공한 엘리트 프로 골퍼이며, 사랑하는 부인과 5명의 자녀들과 행복한 가정생활을 꾸리고 있다. 뿐만 아니라 지역사회에서 존경받는 인품을 지닌 점도 내가 그를 좋아하는 이

유였다.

또 그리 크지 않은 체격에 도전적이고 우아한 스윙 그리고 항상 잔잔한 미소를 머금고 있는 그의 표정은 보는 사람으로 하여금 한 몸에 부러움을 불러일으켰다. 30여 년 전 군의관 시절에 그의 스윙을 연속 촬영한 사진을 책상 앞에 걸어두고 그를 따라 연습했던 기억이 난다. 그러나 프로 시합은 냉혹한 현실이다. 더 이상 톰 왓슨의 아름다운 스윙을 볼 수 없다. 은퇴를 선언한 것이다.

그러면 50세가 넘는 시니어 골퍼들이 겪게 되는 자연스런 몸의 변화에는 어떤 것들이 있는가? 우리 몸의 근육은 평균 50세가 되면서부터 1년에 1% 정도씩 근육의 양이 감소하여 60세가 되면 전체 근육량의 10%가 감소한다. 자연히 근육의 신축성도 떨어지기 마련이다. 이런 현상은 나이가 듦에 따라 점점 더 빠르게 진행되나 운동을 통해 이를 지연 또는 방지할 수 있다.

신경조직도 근육의 양과 같이 줄어드는 것으로 되어 있는데 척추신경 다발이 약 35% 정도 감소하게 되고 자극에 대한 반응도 젊었을 때보다 10% 정도 감소하는 것으로 확인되었다.

또 중년 여성들에게는 골다공증이 흔하다. 뼈는 30세 이후부터 뼛속에서 미네랄을 만드는 능력이 매년 0.3% 내지는 0.5%씩 감소하는 등 일생 동안 개인의 음식습관, 운동 그리고 호르몬 변화에 따라 차이가 있으나 대개 뼈의 골질이 약 30~40%가 감소한다. 하지만 이런 변화도 근력 운동을 함으로써 어느 정도 완화시킬 수 있다. 더욱이 최근에는 호르몬 요법이나 약물을 사용하여 이런 현상을 방지 또는 지연시킬 수도 있다.

나이가 들면 유연성도 떨어진다. 이는 인대나 힘줄에 있는 콜라겐의 수분 함량이 떨어지고 신축성이 떨어지면서 조그마한 충격에도 손상을 쉽게 받고 회복 능력이 떨어지기 때문이다. 즉 오래된 고무줄을 연상하면 이해가 쉽게 갈 것이다. 이러한 노화 진행도 근육을 강화하고 스트레칭을 꾸준히 하면 어느 정도는 막을 수 있다.

또 나이 드신 골퍼분들은 대개 무릎에 패치를 붙이고 있는 모습을 흔히 볼 수 있다. 이는 관절이 약해지기 때문인데, 노화 진행에 따라 관절 면이 얇아지고 쪼그라들 뿐만 아니라 수분 함량이 떨어져 외부의 작은 압력에도 쉽게 손상되기 때문이다. 이 역시 운동을 하면 관절 면이 두꺼워지고 관절액의 순환이 좋아진다. 그리고 영양분이 충분히 공급되어 퇴행성관절염으로 갈 확률이 줄어들게 된다.

또 나이가 들면 심폐 기능에도 많은 변화가 온다. 50대 이후에는 최대 산소 섭취량이 매 10년을 주기로 10% 정도 자연히 감소하며, 최대허용 심장박동수도 매년 1회씩 줄어든다. 이러한 노화는 자연스러운 현상이지만 꾸준한 운동을 통해 심장 근육을 튼튼히 하고 심장박출의 양을 늘리면 최대한 지연시킬 수 있다는 것은 이미 밝혀진 사실이다.

노화는 골프의 핵심 요소 중 하나인 유연성에도 영향을 미친다. 건(腱, 힘줄)의 경직됨이 심화되면서 신체의 유연성이 저하된다. 건의 구조적인 기본은 콜라겐인데 노화됨에 따라 콜라겐이 변성되거나 줄어든다. 게다가 노화가 진행되면서 각각의 건 섬유가 연결되거나 교차되며 굳어지는데 바로 이러한 현상 때문에 유연성이 저하된다. 그러나 운동을 하게 되면 비록 콜라겐을 감소시키는 데는 크게 영향을 미치지 못하지만 이처럼 건 섬유가 결합되는 것을 막거나 방해할 수는 있다. 그렇게 하면 노화로 인해 유연성이 급속히 떨어지는 것을 예방할 수 있다.

그렇다면 필드에서 시니어 골퍼가 경험하게 되는 신체적 변화와 현상은 무엇일까? 가장 두드러진 변화는 근력이 떨어지면서 자연스럽게 비거리가 줄어드는 것이다. 또한 눈에 초점이 잘 맞지 않아 아이언 샷을 할 때 뒤쪽 땅을 치거나 토핑을 내는 횟수도 늘어난다. 집중력도 떨어져 볼을 대강 치기도 한다. 뿐만 아니라 라운딩 후에는 예전과 다르게 부쩍 피곤함을 느낀다.

이에 대해 선배 시니어 골퍼들이 조언하는 갖가지 충고를 귀담아 들을 필요가 있다.

"시니어가 되어도 젊은 시절과 같은 꾸준한 스코어를 내려면 연습을 게을리 해서는 안 된다"고 필드에 나가기 전 한두 번 연습에 그치는 많은 시니어 골퍼들을 두고 말한다. 노력 여하에 따라 충분히 젊은 플레이어들과 어깨를 나란히 할 수 있는 스포츠가 바로 골프이다. 또 다른 이는 비거리가 줄면서 과감한 플레이가 나오지 않지만 드라이버 샷거리와 상관없이 숏 게임을 통해 만회할 수 있다고, 그래서 시니어 골퍼가 된 지금에서야 골프의 참맛을 느낀다고도 한다.

골프 국내 프로골프계의 1세대 원로이신 김학영 프로는 "나이가 들수록 유연성이 떨어지는 시니어 골퍼들의 경우 가급적 크게 백스윙하는 연습이 필요하다"고 말한다. 어깨를 최대한 돌려주는 연습을 꾸준히 하면 시니어 골퍼들도 충분히 백스윙을 크게 할 수 있다는 것. 그래야 체중을 이용한 스윙을 할 수 있고 비거리도 충분히 낼 수 있다고 한다.

"백스윙 크기가 작아지면 자동적으로 팔로만 스윙을 하게 되는데 이것이 바로 시니어 골퍼들이 18홀 라운드를 마친 후 피로감을 더 크게 느끼는 원인이 된다"고 지적했다. 또한 "팔로만 스윙을 하면 거리가 너무 짧아져 제 스코어를 낼 수 없고, 클럽을 엎어치는 원인이 되기 때문에 방향성도 나빠진다"고 조언한다.

또한 시니어로 접어들어 근력이 떨어졌다고 해서 너무 가벼운 클럽을 선택하는 것도 금물이라고 말한다. 처음에는 편하게 스윙이 잘되는 것 같지만 습관이 되면 큰 차이를 느끼지 못하게 되고, 팔로만 스윙하는 또 다른 원인이 될 수 있다고 한다. 마지막으로 스코어에 너무 연연하는 것보다는 "즐겁게 라운딩할 수 있는 동반자를 많이 만드는 것"이 더 중요하다고 말한다. 자신의 거울이 될 수 있는 좋은 골프 동반자를 만드는 것이 더 행복하게 골프를 즐길 수 있는 비결이기 때문이다.


## 골프를 치면 5년 이상 장수한다

스웨덴 카롤린스카 연구소의 연구진은 30만 명의 골퍼들을 대상으로 실시한 연구 결과 골프를 하는 사람이 그렇지 않은 사람보다 평균 5년 더 오래 산다고 연구진은 말했다. 이 연구에서 핸디캡으로 따져 최고의 플레이어들이 가장 건강한 것으로 나타났다.

이 연구를 이끈 카롤린스카 연구소의 안더스 아봄 교수는 "한 라운드의 골프는 필드에서 6~7km의 거리를 4~5시간 동안 빠른 속도로 걷는다는 것을 뜻한다"며 걷기는 이미 건강에 좋은 것으로 잘 알려져 있다고 말했다.

사실 골프가 축구나 농구처럼 격렬한 운동이 아니어서 골프라는 운동 자체가 신체적 단련을 위한 운동은 못 된다. 다만 한 라운드 당 약 7~8 km를 걸으니 건강을 유지하는 데는 부족함이 없다 할 것이다.

일반적으로 사람들이 '운동' 하면 숨을 헉헉대고 땀을 줄줄 흘릴 만큼 격렬하게 뛰거나 웨이트 트레이닝을 하는 모습을 떠올린다. 그러나 골프는 18홀을 도는 약 5시간 정도를 동료와 담소를 나누면서 걷고 매 홀마다 스윙을 하는 동작의 반복이다. 지속적으로 심폐기능과 지구력을 요하게 되고 충분한 산소 공급을 통한 유산소 운동이 된다는 의미다. 따라서 적절한 양의 자극이 뼈와 근육에 전달되어 건강한 체력을 만드는 것이다.

또 다른 보고를 인용해 보면 얼머전 미국의 CNN 지넷큐레시 스트로크 인스티튜트의 연구결과에서 '골프가 인간의 조기 사망률을 낮춘다'는 것을 인용하였고 이 논문을 주도한 아드난 큐레시 박사는 "빠른 걷기와 낮은 강도의 조깅은 골프와 비교될 만한 운동이지만 골프를 즐길 때 얻을 수 홍분과 짜릿함을 주진 못한다"

고 언급했다. 또한 골프는 스포츠이면서 동시에 정보 교류의 장이기도 하다. 골프를 즐기려면 시간, 돈만 있어서 되는 게 아니다. 부킹 약속은 절대 깨서는 안 되는 것이 골퍼들의 불문율이 되다시피 한 데는 그만큼 골프가 여느 스포츠보다도 친구나 동료 간의 파트너십이 중요하다는 의미가 아닐까. 이처럼 다른 사람들과 어울리는 골프의 사교적인 성격이 수명을 늘리는 데 긍정적인 요인으로 작용할 수 있다고 연구진은 말했다.

미국의 문호 존 업다이크가 쓴 골프 에세이는 통찰이 담긴 글로 유명하다. 그에 의하면 골퍼에게는 실제 나이와 관계없이 골퍼 연령이 따로 있다고 한다. 처음 클럽을 쥔 날이 생일이고, 100타를 깬 날은 성년의 날, 90타를 깨야 홀로 설 수 있고, 80타를 깨야 비로소 원숙한 나이에 접어들었다고 말한다. 아무리 나이가 60세라 해도 초보 골퍼라면 골프 연령으로는 아직 걸음마 단계의 어린아이라는 것이다.

나이가 드니 비거리가 줄었다, 눈도 흐려져 퍼팅도 안 된다, 다리의 힘이 빠지니 정확한 턴이 안 된다는 등 나이 든 골퍼들이 점수가 잘 나오지 않을 때 흔히 하는 말들이다. 그러면서 꼭 덧붙이는 말이 있다. "나도 한참 때는 250야드 이상은 날렸는데 말야……."

골퍼들은 정신만 젊으면 결코 늙지 않는 것임을 골프 발상지 스코틀랜드의 윌리엄 싱클레어(1700~1778)라는 한 클럽 챔피언이 증명했다. 그는 기량이 막강한 젊은 선수들을 따돌리고 세 번이나 챔피언이 되었는데, 그때 그의 나이는 64세, 66세, 68세였다. 우리 나이로 70세 가까운 나이에 우승한 골퍼 앞에서 이제 나이 탓은 그만하자. 필자도 아직 에이지 슈트의 기회는 남아 있으니 말이다.

## 시니어 골퍼의 몸에 나타난 긍정적인 건강 효과

사회보장제도가 잘 되어 있는 핀란드의 보건성에서는 시니어들의 건강을 위해 많은 예산을 들여 운동 처방을 실시한 적이 있다. 일주일에 운동의 종류와 횟수, 강도, 시간까지 정해 주는 제도였는데, 정작 당사자들의 반응은 지루하고 재미가 없다는 불만이 터져 나왔다. 이를 곤혹스러워하던 핀란드 정부는 '골프를 쳐라. 단, 주 2회 18홀의 골프장을 걸어서'라는 새로운 처방을 내렸다. 이후 핀란드 시니어들의 건강 상태가 좋아지면서 의료비 지출이 감소돼

국가의 예산을 줄이는 데 많은 이득을 보았다고 한다.

미국에서는 걸으면서 골프를 즐기는 골퍼와 골프를 치지 않는 시니어의 건강 상태를 5개월 동안 추적 비교한 논문이 발표돼 눈길을 끌었다. 정기적으로 주 2~3회를 걸어 다니면서 골프를 하는 시니어들은 골프를 하지 않는 시니어보다 산소흡수 능력이 월등히 좋고, 허리 근육의 근력과 지구력이 좋았다. 또 배 둘레의 지방층도 얇았으며 콜레스테롤 수치도 낮다는 것이 입증되었다.

시니어들에게 운동이 좋다는 것은 여러 곳에서 이야기하고 있지만 어떤 운동이나 항상 근골격계와 심혈관계의 위험을 초래할 가능성이 존재한다. 골프도 마찬가지지만 다른 운동보다 이런 위험성이 상대적으로 적은 것으로 알려져 있다.

그렇다면 운동은 어느 정도 해야 할까? 운동은 건강을 증진시키고 성인병 같은 생활습관병을 예방한다. 그러나 이러한 플러스 운동 효과는 운동을 적당히 할 때 기대할 수 있으며 운동이 지나치면 오히려 몸에 독이 된다는 사실을 간과하기 쉽다.

지나친 운동이 안 좋은 직접적인 이유는 유해산소 또는 활성산소 때문이다. 달리기를 하면 산소를 들이마시고 이산화탄소를 내뿜는데, 산소가 이산화탄소로 바뀌는 과정에서 유해산소라는 물질이 발생하고 이것이 세포 손상과 세포 노화를 촉진시키는 주범이라는 학설이다. 하지만 다행인 것은 적당히 운동을 하면 유해산소의 나쁜 작용을 막아주는 인체의 항산화력抗酸化力도 어느 정도 증강된다는 사실, 세포가 손상되는 일 없이 운동의 좋은 효과만 나타난다는 사실이다.

또한 비만으로 인한 심장병을 우려하는 사람은 매주 3~4시간을 할애하여 주당 15~20km를 활기차게 걸으면 심혈관 건강을 개선하는 데 충분하다는 연구 결과가 나왔다. 듀크 대학의 브라이언 두스차 박사는 주간 운동량을 소개할 때 심장 건강과 관련한 운동에서는 운동의 '강도'보다는 '양'이 더 중요하다고 말한다. 보통 조깅 혹은 강도 높은 조깅을 한 그룹이 걷기 그룹보다 특별히 좋은 효과가 나타나지 않은 사례로 보아 적당한 양의 운동을 하는 그룹이 산소를 더 효율적으로 소비하고 지구력도 향상된다는 결과를 발표했다. 종합해볼 때 골프를 걸어서 주 2회 정도 라운드하는 것만으로도 시니어들의 건강관리로는 적절하다는 결론에 도달하게 된다.

# 운동과학자들이 말하는
# 골퍼 나이 젊게 하기

지금 국내에는 코로나 방역으로 오히려 골프 인구가 증가하여 2020년 기준 약 600만 명 가까이의 골퍼가 있다는 기사를 보았다. 그러면 인구의 10%가 골프를 일 년에 한 번은 친다는 것 아닌가? 정말 대단한 골프인구다. 물론 이 숫자는 일 년에 한 번만 쳐도 통계에 잡히는 숫자이니 별 의미가 없고, 한 달에 한 번 이상 라운드를 하는 숫자는 이중 10% 정도이니 60만 명의 마니아층 골퍼들이 있다고 볼 수 있다.

만약 당신이 55세를 넘었다면 당신의 골프에 대한 접근 방법은 25세인 사람과는 달라야 한다. 대부분의 골퍼들은 20대 후반에 체력이 최고정점에 이른다. 하지만 30대에 접어들면서 점차 체력과 힘이 떨어지기 시작한다. 그래서 신체적 훈련이나 운동을 하지 않은 상태에서 65세에 이르면 최고점이었을 때 지녔던 체력의 20%를 잃게 된다. 이러한 체력 저하의 대부분은 'Fast Twitch' 근섬유의 위축으로 실제 근육의 상태가 위축되고 힘이 없어지기 때문이다.

FT 근섬유가 감소되는 것은 나이가 들면서 점점 휴식할 때의 물질대사가 줄어드는 이유 중 하나이다. 근육이 감소하는 것은 하루 동안 칼로리를 연소시킬 수 있는 조직이 감소하는 것을 의미한다.

앞서 말한 생리적인 변화는 운동에 따른 반응을 변화시킨다. 운동 프로그램으로 얻을 수 있는 효과는 나이가 들수록 적어지며 30세가 넘으면 10년이 지날 때마다 똑같은 운동 효과를 얻기 위해 10% 더 오랜 시간이 걸린다.

그리고 근육으로 흐르는 혈액의 흐름이 줄어들기 때문에 운동 후 회복하는 기간도 오래 걸린다. 똑같은 강도로 운동을 할 수 있을지는 모르나 똑같은 단계에 이르기까지 기간이 오래 걸리며 각 훈련 단계마다 회복하는 시간도 더 오래 걸린다는 결론이다.

그러나 우리에게 반가운 소식은 꾸준히 운동을 하면 나이가 들어서도 이러한 생리적인 요인들과 그 외의 노화 현상을 지연시키고 신체적 능력을 향상시킬 수 있다는 사실이다. 운동 과학자들은 연대순의 나이와 기능상의 나이를 따로 나누었다. 연대순의 나이는 햇수로 따지는 실제 나이이다. 기능상의 나이는 신체적인 상태와 신체적인 능력을 합산한 나이이다.

지금까지 연구 결과로 밝혀진 자명한 사실은 실제 나이는 늘어 갈지라도 기능상의 나이는 줄어들 수 있다는 것이다. 그렇기 때문에 당신이 65세일 때의 골프 스윙이 35세였을 때의 골프 스윙과 크게 달라질 이유는 없다. 부지런히 근력 운동과 지구력 훈련 및 스트레칭을 하고 자기 관리에 신경 쓴다면 30대 못지않게 힘과 유연성 그리고 지구력을 어느 정도는 지킬수 있다는 말이다.

대부분의 골퍼들은 나이 들수록 더 가벼운 운동에 끌리게 된다. 예를 들어 나이 많은 골퍼들은 FT 근섬유의 자연적인 감소로 인해 젊었을 때의 체력과 힘을 유지하는 것을 힘들어 한다. 그래서 그들은 게이트볼이나 약수터 등산과 같은 가벼운 운동을 선호하고 웨이트 트레이닝 같은 근육 운동을 멀리하게 된다. 그러나 노화과정에 순응하지 않기 위해서는 꾸준히 운동하는 것뿐만 아니라 원래 의도했던 것보다 근육 운동에 더 많은 시간을 투자해야 한다.


## 나이 많은 골퍼가 반드시 체크해야 할 것

세계 스포츠의학회에 발표된 논문을 종합해 보면 건강한 시니어가 18홀을 걸어서 골프를 즐길 때 심장박동수(맥박수)는 분당 평균 108회, 산소 흡수량은 최대 35~41% 증가하고, 칼로리 소모량은 약 800칼로리 이상이며, 언덕을 걸어 올라갈 때 최대 허용 심장박동수의 70%까지 빨라진다고 한다. 특히 퍼팅 시 맥박수는 걸어 다닐 때보다 더 많이 올라가므로 심장이 좋지 않은 시니어는 퍼팅할 때 주의할 것을 당부하고 있다.

혈압은 하루에도 수시로 변한다. 한 번 측정해서 나온 결과로 자신의 혈압이 높다든지 또는 정상으로 나왔다고 안심해서는 안 된다. 국내의 고혈압학회에서 기준으로 삼고 있는 정상 혈압은 120/80이다. 또 고혈압인 사람은 정상인보다 뇌졸중과 심장질환 발생 확률이 4배 이상 높아진다고 한다. 고혈압은 방치해둘 경우 'slow killing disease', 즉 서서히 죽음으로 몰고 가는 대표적인 질환 중 하나라는 사실을 항상 기억하고 있어야 한다.

그러면 심장박동수, 즉 맥박수란 무엇인가? 스트레스가 심하거나, 심한 피로감을 느끼면 우리의 몸은 그것을 알아차릴 수 있는 사인을 보내는데, 심장박동수는 이러한 몸의 변화를 나타내주는 매우 민감한 지표 중 하나이다. 일주일에 두세 번 아침에 일어나자마자 혈압과 맥박수를 기록하자. 바로 기본적인 혹은 휴식시의 심장박동수이다.

우선 운동을 계획하기 전 자신에게 맞는 최적의 운동량을 찾기 위해서는 자신의 최대 허용 심장박동수를 알 필요가 있다. 일반인이 가장 쉽게 계산할 수 있는 닥터 칼보넨 방법을 알아보자.

이론적인 최대 허용 심장 박동수 (T)

여성 : T=226 - 당신의 나이

남성 : T=220 - 당신의 나이

예를 들어 60세의 시니어 남성이라면 최대 허용 심장박동수는 160회다. 이것을 최저, 최대 운동 허용 박동수를 계산하기 위해 다음의 식에 적용해 보자.

T = 이론적인 최대 허용 심장박동수
R = 휴식 시 심장박동수

(T–R) × 0.6 + R = 최저 운동 심장박동수

(T–R) × 0.85 + R = 최대 운동 심장박동수

최적의 운동량을 찾아내는 가장 간단한 방법은 당신의 최고 운동 심장박동수와 최저 운동 심장박동수의 중간수를 찾아내는 것이다. 그러나 이보다 더 중요한 것은 당신의 몸의 반응에 더 주의

깊게 관심을 가져야 한다. 만약 정신이 희미해지거나 어지러움을 느끼거나 혹은 가슴 통증이 생긴다면 그때는 운동을 멈추어야 한다. 몸이 보내오는 사인을 결코 무시해서는 안 된다. 다음은 나이 많은 골퍼들이 운동을 계획할 때 참조해야 할 사항이다.

첫째, 나이 많은 골퍼들은 육체적인 면뿐만 아니라 심리적으로도 위축되기 쉽다. 이를 효과적으로 극복하기 위해서는 기초 체력은 물론 유연성과 지구력을 키우기 위해 끊임없이 운동해야 한다.

둘째, 나이 들수록 순환능력이 떨어지므로 그에 맞춰 준비 운동하는 시간과 운동 후 정리운동 시간을 늘리자.

셋째, 노화 과정이 근육에 미치는 효과를 줄이기 위해 적어도 일주일에 두 번은 근육 운동을 한 시간 이상은 해야 한다.

넷째, 유연성 운동은 매일매일 하고 특히 라운드 전후에 하는 것이 좋다.

다섯째, 규칙적인 에어로빅은 심장 혈관을 개선시키는 데 도움이 된다. 골프 코스를 걸어 다니는 것이 좋겠지만 국내 골프장의 사정상 느린 플레이를 허용 안 한다. 그래도 걸을 수 있으면 걸어서 라운딩을 하는 습관을 들이자.

# 걷는 골프로 뇌를 젊게 하라

대한민국에 걷기 열풍이 불기 시작한 것은 그리 오래 되지 않았다. 이른 새벽부터 밤늦게까지 수만 명의 걷기 애호가가 한강 둔치, 남산 순환로 등을 걷고 있는 모습을 흔하게 볼 수 있다. 또 해마다 서울을 비롯해 전국 각지에서 많은 걷기 대회가 열리고 있다. 또 걷기 운동과 문화답사를 결합한 '도보 여행'은 이제 새로운 여행 트렌드로 자리 잡았다. 서점가에도 걷기 관련 서적이 쏟아지고 있다.

이제 걷기가 우리 몸에 좋다는 것은 누구나 다 알고 있는 상식이다. 얼마전 공영방송에서 요통과 관절염을 갖고 있는 시니어를 대상으로 자기 보폭보다 좀 크게 활기차게 걸으며 실험을 한 결과는 놀라웠다. 하지만 걷기가 마음과 뇌에 놀라운 효과를 미친다는 사실까지 알고 있는 사람들은 그리 많지 않다. 일본의 뇌과학자 오시마 기요시는 자신의 책 『걸을수록 뇌가 젊어진다』에서 뇌를 싱싱하게 하고, 몸을 건강하게 하는 걷기의 비결을 담았는데, 내용의 일부를 잠깐 소개하자면 이렇다.

1. 걷기는 금연 치료제다. 니코틴 중독이 뇌에 무시무시한 영

향을 미치는 많은 이유 중 한 예를 들자면, 흡연자의 경우 니코틴 자극이 아니면 도파민이 제대로 분비되지 않는다. 즉 비흡연자가 아름다운 경치를 보고 감탄할 때, 흡연자는 아무 느낌도 받지 못한다. 담배를 한 대 입에 물어야 그때 비로소 경치가 좋다는 느낌을 받는다. 당신의 뇌는 니코틴 자극이 아니면 도파민이 분비되지 않는 상태에 있는 것이다. 뇌가 니코틴의 지배를 받고 있는 것이다. 흡연자라면 가슴이 뜨끔할 만큼 충분히 공감할 것이다.

2. 걷는 사람은 뇌가 젊어진다. 뇌와 근육에는 공통점이 있다. 둘 다 쓰면 쓸수록 단련된다는 것이다. 다리 근육은 걸으면 탱탱해진다. 마찬가지로 뇌도 쓰면 쓸수록 좋아진다. 걷지 않으면 다리 근육은 부실해진다. 마찬가지로 뇌도 쓰지 않으면 퇴화한다. 귀찮아서, 소심해서 등등의 이유로 아무것도 하지 않으면 다리도 뇌도 녹슨다. 그러므로 매일 조금씩이라도 의식하면서 걸어라.

현대인은 거의 걷지 않는다. 불과 100년 전만 해도 대부분의 사람들은 걷는 것이 중심인 생활을 했다. 지금처럼 걷기대회나 걷기 동호회에 참석하는 등 일부러 걷기를 취미나 운동으로 삼지 않아도 늘 걸어야 했다. 하지만 지금은 의식하지 않으면 굳이 걸을 필요가 없는 생활을 하고 있다.


　3. 걸으면서 스트레스에 맞서는 능력을 키워라. 현대인은 스트레스를 안고 살아간다. 스트레스로 생활의 여유가 없고 스스로 몸과 마음이 지쳐갈 때 치유법은 없는 것일까? 역시 "일단은 걸어보라!"고 조언하고 싶다. 물론 걷는 동안 스트레스를 말끔히 씻어낼 수는 없다. 그래서 '일단은'이라는 단서가 붙은 것이다.

　사람의 뇌는 3층 구조로 이루어져 있다. 이 세 가지 층이 서로 유기적으로 연계해 생명 유지에서부터 지적 활동까지 다양한 임무를 수행한다. 그런데 이 제휴업무가 삐걱댈 때가 있다. 바로 스트레스를 받을 때다.

　인간의 모든 행동과 사고는 본능의 뇌인 대뇌변연계와 이성의 뇌인 대뇌신피질의 지배를 받는다. 즉 동물적인 본능을 인간다운 이성으로 누르는 것이 새내기인 대뇌신피질이다. 대뇌신피질은 본능보다는 의무와 책임, 도덕을 중요시한다. 아무리 화가 나고, 싸우고 싶고, 소리를 지르고 울고 싶어도 대뇌신피질의 명령으로 질서를 지키고 품위를 유지하며 살아간다. 이런 조정이 매일 우리의 뇌 속에서 되풀이되고 있다. 이것이 바로 스트레스의 원인이다. 걸을 때만큼은 뇌의 연계가 부드러워진다. 싸움의 완충지대에 놓인다. 그러니 일단 걸어보자.

이처럼 걷기는 우리가 생각하는 이상으로 좋은 점이 많다. 결론은 하나다. 걷는 골프를 하자. 춥다고 카트에 냉큼 올라타지 말고, 걷기 귀찮다고 카트에 오르지 말고, 걸으면서 뇌도 쓰고 다리 근육을 키우자. 폐에 신선한 공기도 의식하면서 잔뜩 집어넣고. 이제 뭐가 걱정인가. 만일 태평양만한 고민거리를 안고 왔다면 아름다운 18홀 페어웨이를 걷고 돌아갈 즈음에는 마음이 종잇장처럼 가벼워질 것이다. 또 걷다 보면 기분이 한결 가벼워져서 '그래, 다시 한번 부딪쳐 보는 거야' 하며 마음을 다잡을 수 있다.

## 시니어 골퍼와 호르몬

얼마 전 미국에서 노년의 행복지수를 묻는 설문조사가 있었는데 결과는 예상을 빗나갔다. 착하고 아름다운 마누라도 아니고, 잘 성장한 아이들도 아니고, 명성과 많은 재산도 아니다. 행복지수 1순위는 '건강'과 '좋은 친구'다. 골프와 꼭 맞는 결과다. 골프는 시간과 돈이 있다고 해서 즐길 수 있는 것은 아니다. 건강과 좋은 친구가 있어야 한다. 나이 들어서도 아프지 않고 노후의 삶의 질을 높일 수 있는 노화방지의학antiaging medicine에 대한 관심이 높아지고 있다. 이에 비해 현재 유럽과 미국에서 성행하고 있는 호르몬 요법은 즐겁고 건강하게 오래 살기를 바라는 시니어들에게 큰 희망을 안겨주고 있다. 미국 노화방지학회에 가보면 매년 참여하는 의사들이 점점 늘어나는 것만 보아도 얼마만큼 관심이 높은지 실감할 수 있다.

아직 국내 의사들 사이에도 노화 방지를 위한 호르몬 사용에 대해 찬반 논란이 있으나 현재까지 긍정적인 논문이 수천 건 발표되고 있는 상황이다. 또 미국의 명성 있는 대학병원에서도 적극적으로 노화 방지를 위해 호르몬을 투여하고 있는 실정이다. 이와 같이 호르몬 요법은 의사의 처방 아래 사용하면 문제가 되지 않는 다.

골프에서 통상 50세 이상을 시니어라고 하는데, 이 시기의 여성은 폐경기menopause, 남성도 남성폐경기andropause가 시작되는 나이다. 병원에 가서 정밀검사를 해도 별 이상이 없는데 몸이 예전 같지 않음을 느낀다. 라운드 때마다 비거리가 줄고, 라운드 후에도 피곤함이 좀처럼 가시질 않는다. 대개 이럴 때 나이가 들면 어쩔 수 없나 보다 생각하기 쉽지만 이제는 의학 기술의 발달로 이런 증상들은 호르몬을 사용하여 개선할 수 있다.

그렇다고 굳이 병원에서 비싼 돈 주고 치료 받는 호르몬 투여만이 방법은 아니다. 일상생활에서도 내 몸을 어떻게 관리하느냐에 따라 호르몬 생성을 도울 수 있다. 미국 노화방지 학회에서 건강한 노년을 보내기 위한 지침을 발표했는데 여기에 그동안의 여러 자료를 종합해 시니어 골퍼의 건강을 위한 일상 지침을 정리하면 다음과 같다.

## 1. 최소한 주 3회, 30분 이상 땀 흘리며 운동하기

몸을 활성화시키고 심폐기능과 근력을 유지하기 위해서는 운동을 해야 한다. 나이가 들수록 특히 근력 운동을 해야 한다. 역기와 아령 등을 통해 근육을 만들어야 하는데, 헬스클럽에서 다양한 기구를 이용한 근력 운동을 할 수 있다면 더 좋다.

## 2. 담배 끊기

담배의 해독은 여기서 말할 필요는 없겠다. 담배를 피우기 시작한 후 20~30년 동안은 별 증상이 없을 수 있다. 이 시기가 넘어가면 만성 기관지염, 만성폐쇄성폐질환COPD의 위험이 기다리고 있다.

은퇴 후에 아무리 좋은 친구가 있고 경제적 여유가 있어도 담배를 피우면 골프를 칠 수 없다. 숨이 차서 걸을 수 없기 때문이다. 한번 나빠진 폐는 건강하게 다시 회복하기란 현재로서는 불가능하다. 점점 나빠지는 것을 지연시키는 치료밖에는 없다. 언제 한번 병원에 갈 일이 있다면 호흡기 병동에 잠깐 들러볼 일이다. 장기간 입원한 환자들은 대개 바싹 마르고 산소통을 달고 산다. 숨을 쉬고 싶어도 쉴 수가 없고 심한 경우에는 금방이라도 숨이 끊어질 듯 매우 고통스러워한다. 이런 상태로 5~10년을 살아야 한다고 생각해보라. 담배는 반드시 끊어야 한다.

### 3. 연 2회 정밀검사 받기

건강보험공단에서 하는 연 1회의 건강검진도 반드시 받고 1회는 정밀검사를 받아야 한다. 대장 검사, 간, 담낭, 췌장, 신장 초음파, 위내시경, 여성은 유방과 자궁 검사, 남자는 전립선 검사가 반드시 포함되어야 한다. 만일 이상 소견이 발견되더라도 조기진단이 가능해 완치율을 높일 수 있기 때문이다.

### 4. 과식하지 않고 음식 가려먹기

과식을 하면 몸의 활성산소가 그만큼 높아져 노화가 빨리 진행

된다는 연구결과가 있다. 신선한 야채와 풍부한 단백질이 포함된 신선한 음식을 조금씩 자주 먹어야 한다. 그리고 우리 몸에서 미네랄을 없애는 탄산음료는 가급적 자제해야 한다. 잘 정제된 깨끗한 물을 하루에 2리터 이상 충분히 마시는 습관을 갖자.

### 5. 골프는 걸어서 하기

요즈음 주말이고 평일이고 할 것 없이 골프장마다 부킹 전쟁이다. 그래서 좀 더 원활한 진행을 위해 카트를 설치하는 골프장이 많아지지만 건강을 위해서는 가급적 카트를 타지 말고 걸어야 한다.

### 6. 혼자 살지 않기

핵가족화가 진행되고 있지만 가능하면 가족들이 같이 사는 것이 노년의 정신 건강에 좋다는 보고가 있다. 노년에 혼자가 되었다면 자식들은 부모에게 재혼이나 이성 친구를 사귀도록 적극적으로 권유하는 것이 효도하는 길이라고 한다.

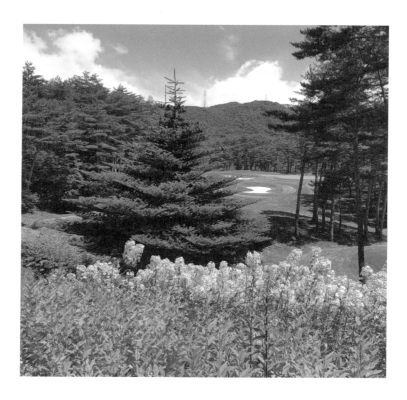

나이를 더 먹고 싶지 않다면 무슨 수를 써서라도
자신의 몸과, 생각과, 감정을 바꾸어
다른 사람들과 함께 어우러져 신나게 살아야 한다.
그럴 수 있을 때 우리는 매순간 모든 일에서
즐거움과 행복을 찾는 특별한 사람으로 성장할 수 있다.

조지 쉬언

# 몸의 나이를 낮추는
# 안티에이징 골프를 하라

젊은 골퍼들의 몸이 점점 늙어가고 있다. 즉 골프 노화를 촉진시키는 골프를 하고 있다. 우리에게 익숙한 습관이나, 아무 생각 없이 한 행동을 하나씩 고쳐보자. 그래야 내 몸이 건강해지고 한층 성숙한 골프 인생을 누릴 수 있다.

● 카트를 이용하지 말고 걸어라. 골프는 약 4~5시간이 걸리는 18홀을 걷고 매 홀마다 스윙하는 유산소 운동이다. 따라서 심폐기능과 산소흡수 능력이 향상된다.

● 스코어에 연연하지 말고 즐겁게 라운딩 할 수 있는 동반자를 만들어라.

● 무작정 샷 하지 말고 생각하는 골프로 뇌를 젊게 하라.

● 근력 운동과 스트레칭으로 신체나이를 낮추어라.

● 운동을 계획하기 전 자신에게 맞는 최적의 운동량을 계산하라.

# 의사로서 30년 이상 골프를 쳐 보니

공을 치기 시작한 지 벌써 30년이 넘었다. 한 번의 홀인원, 두 번의 언더파. 이제 에이지 슈터가 되면 아마추어 골프의 3대 목표가 완성되는 60대 중반이다. 70대 중반 이후에 내 나이보다 적게 타수를 치는 에이지 슈터 되어야 하는데 프로 선수가 될 것도 아니니 더 좋은 스코어를 욕심내지는 않겠다 하면서도 마음 한구석에는 에이지 슈터의 꿈이 남아 있다.

처음 골프의학에 관심을 갖게 된 것은 1998년 뉴욕의 베스 이스라엘 병원 스포츠 재활의학과에서 연수 중일 때였다. 병원 내에 골프 클리닉이 있는 것을 처음 알았다. '병원에 웬 골프 클리닉?' 처음에는 여기가 대체 뭐 하는 곳일까 궁금했다. 알고 보니 골프로 인한 부상을 과학적으로 분석하고 데이터를 모아 부상 방지와 치료, 그리고 골프를 잘하기 위한 여러 가지 운동과 스트레칭을 교육하는 독립된 분야였다. 골프 통증을 안고 있는 뉴요커들의 예약이 많이 밀려 있었다. 그 당시 개인적으로는 충격이랄 만큼 생소한 의학 분야였다. 요즘 말로 '필'이 꽂히는 순간이었다.

골프의학이란 골프와 관련된 의학적 문제를 연구하고 해결하는 의학의 한 부분이다. 한 예를 들어보자. 예전에 그렉 노먼이 어깨 수술 후 재활치료로 스윙할 때마다 고통받던 어깨 통증에서 해방되었다. 그에 대한 감사의 표시로 피츠버그 대학에 그렉 노먼 골프 기금을 만들어 골프 관련 통증을 연구할 수 있도록 수백만 불을 내놓았다. 여기에는 정형외과 의사, 스포츠 재활의학과 의사, 물리치료사, 운동치료사 등 많은 의료진이 동원되었다.

또한 독일의 버나드 랑거는 원인을 알 수 없는 입스yips로 그립을 크로스 그립으로 바꾸었다가 다시 만성 요통으로 고통받던 중 너무 구부리고 퍼팅한다는 의사의 조언을 듣고 롱 퍼터로 바꾸었다. 데이비스 러브 3세 역시 끈질기게 따라다녔던 등 통증을 치료하기 위해 스포츠 재활의사와 운동치료사의 도움을 받았고, 대형 교통사고를 겪은 타이거 우즈도 수술 후 재활치료를 위해 재활의학 운동치료학의 도움을 받고 있다.

이와 같이 의학과 골프를 접목한 골프의학 전문의의 조언이나 치료는 프로 선수들뿐 아니라 부상의 위험이 더욱 큰 아마추어 골퍼에게도 많이 필요하다. 그러나 현실은 그렇지 않다. 프로 선수들은 그나마 정기적인 관리 시스템이 되어 있으므로 이상 징후를 발견하고 그에 대한 치료가 가능하나 일반 골퍼들의 경우는 대개 병을 키우기가 쉽다. 라운드 후의 통증은 당연한 것으로 생각하기 때문이다.

필자는 이제 대학병원의 교수 정년을 앞두고 앞으로 무엇을 해야 하나 고민을 하고 있다. 그냥 놀아? 아니지, 건강이 허락하는 날까지 알고 있는 의학적 지식을 더 연구하고 전파해야지. 그래야 남은 여생이 보람되지 않겠는가? 그러니 남들보다 먼저 시작했고, 깊이 알고 있는 골프와 의학의 접목에 좀 더 힘을 쏟아 보자, 그래서 통증 없이 행복하게 골프를 즐기는 사람들이 많아지게 하자. 그런 소박한 꿈을 엮어 개정판 작업을 마친다.

60대 중반 물 싱글 골퍼 서경묵 교수의 골프 노하우

1. 티샷 전 충분한 물을 들이킨다.
2. 캐디가 시키는 대로 스트레칭 하라. 준비 운동을 간과하지 말자.
3. 티샷을 포함한 모든 샷에서 주위의 디봇 자리나 낙엽 또는 나

뭇가지 등을 유심히 살핀다. 이것을 기준으로 샷 방향의 얼라인먼트를 정확히 잡을 수 있다.

셋업 후 고개를 돌려 공의 방향을 정하는 것은 불가능하다. 우리 신체와 눈의 구조가 그렇게 되어 있다. 옆에서 방향을 정하고 뒤에서 보면 항상 방향은 우측을 향해 있다. 즉 클로즈 스탠스close stance로 셋업 한다는 것이다. 공 좀 친다 하는 사람들도 이렇게 서서 채를 당겨 공을 때린다. 이러면 거리 손실이 최소 10야드 이상이다. 그래서 공이 놓인 자리 뒤에서 접근하면서 앞뒤좌우 경사도를 머리에 그린 후, 공의 우측 앞 10cm 내외의 디봇 자리나 낙엽 등을 보며 파악한 스탠스와 평행으로 서서 좌측 발을 반 발짝만 뒤로 빼면 공의 진행 방향과 정확한 스퀘어 스탠스를 이루게 된다.

이렇게 하고 양 허벅지 안쪽으로 무게 중심을 잡고, 호흡을 잠시 멈춰 우측 팔꿈치 안쪽이 옆구리를 스치는 느낌으로 1시 방향으로 휘두르면 끝이다. 이때 하체가 흔들리면 스웨이가 되어 공에 정확히 임팩트가 안 되니, 하체 고정을 위해 양 허벅지 안쪽에 힘을 모으고 좌우로 밀리지 않게 하라.

4. 퍼팅 그린에 오르면 오늘 그린 스피드가 어떠냐고 반드시 질문하라. 좀 빠르다 하면 경사보다 더 많이 봐야 하고, 힘 조절은 같게 하라. 빠르니 살살 쳐야지 하면 백발백중 공은 홀에 못 미치고

밑으로 흘러내린다. 프로 라인으로 치라는 소리다.

골프는 장타의 게임이 아니다. 점수의 게임이다. 젊은 장타자를 얼마든지 이길 수 있는 것이 골프다. 코스 매니지먼트를 통해 남녀 노소 핸디캡에 상관없이 즐길 수 있는 골프가 나는 너무 좋다.